U0712116

中国百年百名中医临床家丛书

孟澍江

编写整理：杨　进　孟静仪

马　健　刘　涛

龚婕宁　翟玉祥

魏凯峰

中国中医药出版社

·北京·

图书在版编目（CIP）数据

孟澍江 / 杨进等编写整理 . -- 北京：中国中医药出版社，2001.01（2024.7 重印）

（中国百年百名中医临床家丛书）

ISBN 978-7-80156-161-9

Ⅰ.①孟… Ⅱ.①杨… Ⅲ.①温病—中医学临床—经验—中国—现代 Ⅳ.① R254.2

中国版本图书馆 CIP 数据核字 (2000) 第 083729 号

中国中医药出版社出版

北京经济技术开发区科创十三街 31 号院二区 8 号楼
邮政编码　100176
传真　010-64405721
廊坊市佳艺印务有限公司印刷
各地新华书店经销

开本 850×1168　1/32　印张 7.75　字数 176 千字
2001 年 1 月第 1 版　2024 年 7 月第 4 次印刷
书号　ISBN 978 - 7 - 80156 - 161 - 9

定价　29.00 元
网址　www.cptcm.com

服 务 热 线　010-64405510
购 书 热 线　010-89535836
维 权 打 假　010-64405753

微信服务号　zgzyycbs
微商城网址　https://kdt.im/LIdUGr
官 方 微 博　http://e.weibo.com/cptcm
天猫旗舰店网址　https://zgzyycbs.tmall.com

如有印装质量问题请与本社出版部联系（010-64405510）

出版者的话

祖国医学源远流长。昔岐黄、神农，医之源始；汉仲景、华佗，医之圣也。在祖国医学发展的长河中，临床名家辈出，促进了祖国医学的迅猛发展。中国中医药出版社为贯彻卫生部和国家中医药管理局关于继承发扬祖国医药学，继承不泥古、发扬不离宗的精神，在完成了《明清名医全书大成》出版的基础上，又策划了《中国百年百名中医临床家丛书》，以期反映近现代即20世纪，特别是新中国成立50年来中医药发展的历程。我们邀请卫生部张文康部长做本套丛书的主编，卫生部副部长兼国家中医药管理局局长佘靖同志、国家中医药管理局副局长李振吉同志任副主编，他们都欣然同意，并亲自组织几百名中医药专家进行整理。经过几年的艰苦努力，终于在21世纪初正式问世。

顾名思义，《中国百年百名中医临床家丛书》就是要总结在过去的100年历史中，为中医药事业做出过巨大贡献、受到广大群众爱戴的中医临床工作者的丰富经验，把他们的事业发扬光大，让他们优秀的医疗经验代代相传。百年轮回，世纪更替，今天，我们又一次站在世纪之巅，回顾历史，总结经验，为的是更好地发展，更快地创新，使中医药学这座伟大的宝库永远取之不尽、用之不竭，更好地服务于人类，服务于未来。

本套丛书第一批计划出版140种左右，所选医家均系在中医临床方面取得卓越成就，在全国享有崇高威望且具有较高学术造诣的中医临床大家，包括内、外、妇、儿、骨伤、针灸等各科的代表人物。

本套丛书以每位医家独立成册，每册按医家小传、专病论治、诊余漫话、年谱四部分进行编写。其中，医家小传简要介绍医家的生平及成才之路；专病论治意在以病统论、以论统案、以案统话，即将与某病相关的精彩医论、医案、医话加以系统整理，便于临床学习与借鉴；诊余漫话则系读书体会、札记，也可以是习医心得，等等；年谱部分则反映了名医一生中的重大事件或转折点。

本套丛书有两个特点是值得一提的：其一是文前部分，我们尽最大可能收集了医家的照片，包括一些珍贵的生活照、诊疗照，以及医家手迹、名家题字等，这些材料具有极高的文献价值，是历史的真实反映；其二，本套丛书始终强调，必须把笔墨的重点放在医家最擅长治疗的病种上面，而且要大篇幅详细介绍，把医家在用药、用方上的特点予以详尽淋漓地展示，务求写出临床真正有效的内容，也就是说，不是医家擅长的病种大可不写，而且要写出"干货"来，不要让人感觉什么都能治，什么都治不好。

有了以上两大特点，我们相信，《中国百年百名中医临床家丛书》会受到广大中医工作者的青睐，更会对中医事业的发展起到巨大的推动作用。同时，通过对百余位中医临床医家经验的总结，也使近百年中医药学的发展历程清晰地展现在人们面前，因此，本套丛书不仅具有较高的临床参考价值和学术价值，同时还具有前所未有的文献价值，这也是我们组织编写这套丛书的初衷所在。

中国中医药出版社

2000 年 10 月 28 日

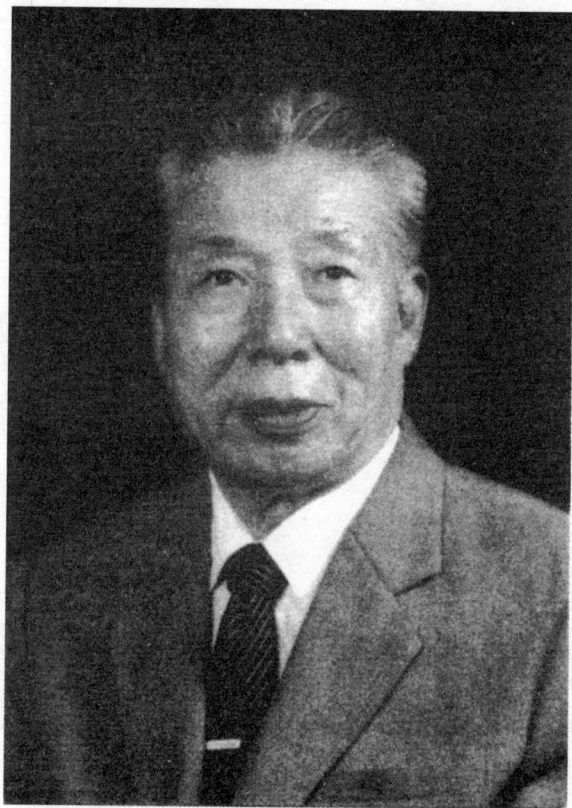

孟澍江教授

光明中醫

孟澍江題

敬贺南京中医学院建院四十周年

弘扬祖国医学

培育中医人才

吴阶平 一九九五年

示人以法
有章可循

孟樹江丁卯年

有志者事竟成有恒者业可立

医学之道尤须立志持恒探赜索

隐方能窥其所深究其奥秘而微

庶乎有成焉吾愿与诸同志共勉

南京中医学院研究生学刊创刊纪念

孟澍江一九八七年四月

内容提要

本书是孟澍江教授临床经验集。

孟澍江教授是著名温病学家，他对温热病的诊治有其独到之处，因此其临床诊治疾病多从温病入手。通过对孟澍江教授医论医案的学习，可以为将温热病诊治规律移植到内科杂病的诊治上提供思路，从而拓宽临床思路，同时将温热病理论发扬光大。

目　录

医家小传

　　孟澍江教授，学名孟长泰，男，汉族，1921 年 7 月 13 日出生。江苏高邮市人，大学文化程度。著名的医学家，中医温病学专家，南京中医药大学教授，博士生导师。曾任南京中医学院伤寒温病教研组副组长、诊断学教研组组长、温病学教研室主任、图书馆馆长、国务院学位委员会学科评议组及中医专家组成员、卫生部全国中医药教材编审委员会副主任委员等职，同时任江苏省中医学会理事、《江苏中医杂志》常务理事、江苏省中医学会温病学组主任委员等职。曾选为南京市鼓楼区人民代表，评为第一批江苏省名老中医，自 1991 年起享受国务院政府特殊津贴，并获得江苏省优秀研究生导师、学校优秀党员等光荣称号。

　　孟澍江教授出身在江苏省高邮市甸垛乡一个贫农的家庭。自幼家境贫寒，且体质屡弱多病，更不幸的是在 6 岁时即有丧母之痛。父兄见其资质聪敏，就有意要培养他断文识字，全家节衣缩食，让他从 7 岁起入学读书。小学毕业后，虽学业甚优,无奈一个赤贫之家,再也无力提供升入中学就读之资,故而未能直接进入中学。本欲在家从事农耕,但实在体弱不堪农事之劳,故父兄相议后,觉得无论家中经济如何困难,也要设法让他有继续学习的机会,经过多方筹划,终于得到亲友的资助,得以进入私塾及初中补习班学习。不料,当时日本帝国主义的铁蹄已践踏到了苏北大地,高邮地区也燃起了战火,各学校都陆续停办,他在快要修完初中学业之时,又再次辍学。在他17岁时,为维持生计,家中与他商议选择职业。父兄见他平时甚喜浏览医书,对医学似有所爱,询问他是否想拜师学医,这一建议正中他下怀,遂欣然同意。不久,经亲友介绍,只身赴邻县江都樊川镇,拜当地名中医王少江先生为师学习中医,从此,他走上了从事医学的漫长道路。

王少江是苏北名闻遐迩的儒医王吟江之子。吟江先生原籍苏南丹徒,后移至江都樊川定居,初习举子业,工于诗词歌赋,又精通佛学,曾为当地水陆寺众僧开讲佛经。吟江先生对医学也颇有造诣,后即正式挂牌行医,医名遍及江都、高邮、兴化及三泰(泰州、泰县、泰兴)诸地。吟江先生精于大小方脉,尤其擅长治时令病,每出奇制胜,从其学者达二三十人。其子少江幼承庭训,尽得其传,学精于内、妇、儿诸科,尤擅于肝肾、脾胃病的调治。在继承吟江先生诊治热病经验的基础上对热性病的治疗胆识过人,对危重之症,经常投用峻猛之剂而起沉疴,故远近咸称道,同行无不服膺。

孟澍江教授在王少江先生处学医三年,不仅医学上尽得其传,而且在治学、为人等方面耳濡目染,受到了良好的熏陶。少江先生认为习医者非比其他职业,尝言:"为医者,人之生命所系，责莫大焉"，并多次以吴鞠通所说的"生民何辜，不死于病而死于医，是有医不若无医也，学医不精不若不学医也"来训导弟子。少江先生的品行也给孟教授很大的影响。先生虽为一方名医，但不以医谋财，而是洁身自好，耻于追名逐利。对广大农村中的贫困患者，素怀恻隐之心，若有贫户求诊，从不计较酬金，并随邀随到，风雨无阻。对无力购药者还经常赠金周济药费和盘缠。先生曾贴一门联："但愿人皆健，何妨我独贫"，可见他淡于金钱之意。但另一方面，对富而不仁之家却从不趋附，每表现出孤高之性，常有富而名声不佳之家邀诊，或借故不去，或必须付出重酬方应之。

孟教授在少江先生的精心教导下，尽得其学，颇得少江先生的青睐。先生见他潜心习医，品行端正，确为可造之材，前途不可限量，就招其为婿，以使家学有传。学医三载，业成归乡里悬壶。开业之后，谨遵师训，兢兢业业，白日应诊，夜间便在书中寻索，不敢稍有疏忽。行医未久，连续数愈疑难重症，由此而医名大振，求诊者舟楫相接，日盈于门，终年不减。虽当时战火不断，但业务日见兴旺，家境亦得以改善。行医不久，即有上门要求从医学医者，在短短几年之中就收孟沅江、杨霖江、徐涵江、陆浚江、刘静江、张锦江、刘浩江等十余人为学徒。在繁忙的诊务之中，将平生所学参以个人心得，悉心授之，尤其反复强调众学徒要继承吟江和少江先生的为人及治学方法，学医术更不忘学医德。到现在，孟教授这批早期弟子早已成为各地医院的中医骨干力量，多数亦是花甲老人了。

中华人民共和国成立之后，孟教授作为一方名医，率先在乡里组织了联合诊所，担任了诊所负责人。到1955年，江苏省中医学校招生的消息传到高邮，当时他虽业务甚忙，收入也颇为丰厚，但仍牢记先师之训，自觉学识尚浅，认为这是一次很好的进修提高机会，遂毅然舍弃了一切，离乡而应试。被录取后，即只身赴六朝古都南京进入江苏省中医学校（即南京中医药大学的前身）学习。在校学习之时，是采用"边学边教，教学相长"，"官教兵，兵教兵，兵教官"的新式教学方法，一面听老教师的讲课，一面自己备课上课，互教互学。孟教授因已有相当坚实的医学理论基础和非常丰富的临床经验，加之如饥似渴的求学精神，所以业务上提高甚快，颇得师长和同学的赞誉。一年后修业期满，被评为优等生，学校领导希望他留下任教，此时对孟教授来说面临着一个重大的选择：如留在南京工作，当时学校的待遇甚低，家庭经济势必较为困难，加之家属难以同时调来南京，生活上颇多不便，同时在家乡已有很好的声誉，诊务工作开展相当顺利，弃之实在可惜；然而当时因中华人民共和国成立不久，全国的中医事业历尽磨难已处在极度萎缩的境地，而党的中医政策在全国贯彻不久，急需一批中医教育事业的骨干，为国家培养中医事业的后继人才。在这一形势下，孟澍江教授经过慎重考虑，决定不以自身的个人利益为重，义无反顾地选择了留校工作，投身于中医教育事业之中。在长期的中医教学工作中，孟教授积累了丰富的教学经验，并成为现代温病学的学科主要创始人。除了担任历届中医本科生的《伤寒论》《温病学》《中医诊断学》《内科学》《中医各家学说》等课的教学任务之外，还先后培养了9名医学博士、21名医学硕士。在他领导南京中医药大学温病学教研室的三十多年中，该校的温病学一直处于全国领先地位，为该学科打下了坚实的基础，在1993年该学科被先后评为江苏省政府的重点学科和国家中医药管理局的重点学科。

孟氏在几十年内，勤于笔耕，著作甚丰。他主编的《温病学新编》《温病学讲义》《温病学》等被选为全国高等中医院校的统一教材，另外又编写了《温病纲要》《温病学教学参考资料》《温病学概要》《温热病专辑》《温病学》（教学参考丛书）《叶天士外感温热篇薛生白湿热病篇阐释》《温病的理论与临床》等十余部医学专著，在省级以上的医学杂志上发表了《谈谈温病治疗中的滋阴法》《温病学的发展与展望》《温病卫气营血学说若干问题的探讨》等三十余篇学术论文。

孟氏学承清代江浙医学，特别对清代叶天士、薛生白、吴鞠通、王孟英四大家尤有深研，在温病学方面固然是以这四大家的学术为主体，在内科方面也继承了四大家的主要理论和诊治特色。如叶天士的久病入络、补益胃阴、中风主内风等观点，薛生白的湿热致病说，王孟英的食疗说等，对孟氏的学术思想都有很大的影响。在临床上积有五十多年的丰富经验，对内、外、妇、儿等各科疾病的诊治都有独到之处，而在热性病、脾胃病、肝胆病、男子不育、妇人不孕、月经病等病的诊治方面更为擅长，对多种疑难病证的治疗每起沉疴，故驰名于金陵及省内外，被评为江苏省名老中医。在学术上，推崇叶天士诊治温病和杂病之说，结合师传经验，融汇贯通，尤其擅长把温病方用于杂病的治疗之中。在治学上积极主张对传统中医学理论进行整理、提高，吸收历代诸家之长乃至现代医学的有益内容；在临床上主张辨证论治与有效单方、验方结合，用药不宜杂乱，重视人体气机之通畅，重视治疗中的非药物因素。所以孟氏不仅在中医理论方面甚有建树，而且临床疗效卓著，对热性病、脾胃病、肝胆病、男子不育、妇女不孕、月经病等的诊治尤为擅长，对各种疑难病证的诊治有独到之处。现虽已 80 岁高龄，且患目疾，仍坚持每周上门诊，就诊者甚众。

孟氏在治学上一贯严谨，对于如何做学问颇有心得，兹择其要略言二三。

一曰博而约。作为中医教育工作者，其职责在"传道、授业、解惑"。要能真正尽其责，必须具有精深而广博的知识，既能熟悉经典，又能汇通诸家。然而，若博而不约，则在授课时，徒为"旁征博引"，势必烦琐堆砌，不能条理系统，令人不得要领，如入云里雾中；反之，若约而不博，所授仅限课本内容，或随文敷衍，则又言之无物，肤浅乏味，不能引人入胜。因之，有博必须有约，有约亦须有博。要之，也只有做到博览群书，广收资料，尤其留意边缘学科，然后再予加工提炼，于课堂上才能重点突出，深入浅出。

二曰学而思。孔子曰："学而不思则罔，思而不学则殆"。如只是学而不加思考，仅能知其皮毛，绝不能出神入化。孟教授读书每究其所以然，辨其是非，不是人云亦云，书云亦云。所谓"尽信书则不如无书"，试举《温病条辨》一书而言，尽管孟教授以其为研究温病学者必读之书，但也非一概奉为金科玉律。如上焦篇第九条言白虎汤"四不可予"，其中有"汗不出者，不可与也"。然而证诸临床，若已具大热、大渴、脉洪大而仅是汗不出者，亦可予白虎汤，往往服白虎汤后反见汗出而解。探其缘由，系此汗不出非为表闭，而是气分邪热内郁，气机不通。投白虎汤以其能透邪外达，故能汗出而热退。可见"汗不出者，不可予也"非绝对之辞。又如上焦篇第十三条，在栀子豉汤证中言有"欲呕不得呕，无中焦证"，对于所言"无中焦证"四字不可轻轻放过。此条吴鞠通示人该证"欲呕"非病邪入胃，而是热郁胸膈间之故，因而其治不可早用苦寒沉降之品。再如上焦篇第十九条用普济消毒饮治大头瘟、虾蟆瘟，吴鞠通主张该方去升麻、柴胡，但临床上用升麻、柴胡而疗效好。为何如此？盖该病初多有病邪在表，升麻、柴胡有疏表达邪之功，且虾蟆瘟多为病邪侵犯少阳胆经；又因肝胆互为表里，肝脉下绕阴器，故患者每伴发睾丸炎，而用柴胡可疏泄肝胆，用升麻可升散风毒，是以升麻、柴胡不可去也。凡此种种，读书之时应加独立思考，多提一些为什么，这样，每次读书才能有所得，对问题的认识才能逐步深化，学问才能增进。

三曰知而改。祖国医学有数千年的历史，蕴藏着无穷的宝藏。然而由于历史的局限，其中论而欠明、述而欠详之处颇多，所用名词术语亦多抽象概念。在学习之际，孟教授强调首先要"知"，即了解它、掌握它的精神实质，同时也要敢于突破前人所说，用更清楚、明确、合理的语言文字来表达它。这就是"改"。举温病学中的例子，例如：关于温病的病因，古人以"六淫"立论，即从对自然现象的观测，依据发病后的证候表现，推断其病因，即"辨证求因"。可见，所说的病因为风热、暑热、湿热、燥热，果系风热、暑热、湿热、燥热所伤乎？实是未必。若舍去症状，无症可辨，又安知其病因为何哉？此种六淫病因学说目前仍有其指导临床辨证施治的意义，但如何使六淫病因学说求得较为合理的解释，并与现代医学的病原微生物有机地统一起来，则需要作进一步的探讨。又如对温病的发生，传统有新感与伏邪之说，此种病邪感而即发与伏而后发之证，无疑亦是从症状表现推断而来的。若拘于传统说法，以邪伏人体某处，至某日乃出，凿凿言之，人可信乎？知其系代表两种不同的发病类型，由逻辑推理而来。对此，应以更确切的理论来说明它，使之更切合疾病的本身发病规律，更符合于临床实用，这又是需要作进一步研讨。再如对于温病的诊断，祖国医学中固然有极其丰富的内容，然而其收集病情仅是在直观、宏观上，对于许多内在的、细微的变化缺乏了解的手段，因而不能充分地揭示疾病的本质；在治疗上，同样对于具体的药理作用，方剂组合的实质意义也有许多未知数。若只停留于古人的记载，只重复古人的论述，那是远远不够的。必须有新的探索、新的阐述、新的突破，也就是有"改"的勇气、信心和踏实的行动。

孟氏还是大力开展用现代科学理论和方法研究中医药学的积极提倡者，他曾承担过国家自然科学基金项目"气营两燔证的实质及清气凉营法作用机理的研究"等一批国家和省级以上的科研课题。在带领博士和硕士研究生的十多年中，指导研究生开展了温病多种病证的动物模型研制和温病学常用治法机理的研究，取得了明显的进展。

孟氏在国内外学术界有很高的知名度，常应邀赴省内外各地作学术讲座，孟教授曾应邀到山东、广西、广东、云南、北京、西安等地进行讲学和学术交流，对中医学和温病学的发展思路和前景进行了深入的探讨。在学术交流中，孟老不仅对我国传统的温病学理论作了全面的介绍，特别是对叶天士、薛生白的学术观点进行了系统介绍，同时还对温病学发展中存在的问题进行了深入的分析。指出了在目前形势下，温病学要适应防治疾病和人民对卫生保健的需要，必须在学术水平、治疗效果、使用剂型等方面有明显的进步，呼吁要大力开展科研工作，大胆吸取现代科学技术，克服固步自封、不思进取的思想。对我国中医学，特别是温病学学术发展起到了推动作用。为了促进温病学的发展和提高，孟教授发起成立了全国性的温病学术组织，组织了多次全国性的温病学术研讨会，为以后中国中医药学会传染病专业委员会的建立打下了基础。孟教授在国际上也享有一定的声望。日本的医学杂志称他为"温病之泰斗"，并专门撰文介绍，有不少日本友人慕名而来中国找他诊治疾病。在1990年应邀到泰国进行讲学和医疗服务，受到泰王国领导人的接见，得到当地患者及家属的高度赞誉。海外有不少人以重金聘孟教授去工作，如台湾有人以每月2万元和一幢楼房为代价请孟老去台北开诊，但孟老都婉言谢绝了。孟老说："我是党和政府培养起来的，我的中医事业在国内，外边的条件再好，也没有我在国内干得舒心，更不可能有我在国内发挥的作用大，所以我是不会到外边去的。"

专病论治

热　证

高　热

——疏理肝气亦可解高热

　　孟教授作为全国知名的温病学家，对温热病高热之治疗具有丰富经验自不待言，但对于临床所见的高热病例也并非一概都用治温病之法。他认为，在内科杂病中常有一些发热病例，看似外感温热病，实由内伤引起，其立法用药自与治温病者有所不同，但在立法上可以参考温病学的理论。下举一例以窥一斑。

　　袁某，女，16 岁。1990 年 5 月初诊。

　　主诉：一年前曾有几次不定期发热。每次发作，体温达

40℃左右，查血未见疟原虫，或一月一发，或数月一发。这次发热已三日，诊见面色无华，精神萎靡，每至下午辄发热，发热前先微恶寒，体温40.2℃，伴有口干且渴，心中烦闷，月经先期。性格内向，多愁善感。热势虽高，仍能自持行动。舌苔微黄腻，脉弦数。辨证：证属营卫欠和，邪在少阳而波及阳明。方用柴桂各半汤合白虎汤加减。处方：柴胡6g，川桂枝5g，法半夏9g，黄芩6g，赤芍10g，甘草4g，生石膏24g，知母10g。3剂。

二诊：药后未见效验，身热依然。表虚发作虽无定时，但仍有一定规律，时发时止，故疑为久病入络，邪留阴分，乃仿吴又可三甲散以图之（处方略）。2剂。

三诊：身热仍持续不退，精神较差，进食甚少，月经提前而至，色泽不鲜。患者祖父谓：该女平素寡言，思维待人一如成人。孟教授反复考虑后认为本病表现与温病虽类似，但与其性格有关，因肝失条达而邪热内郁，故以逍遥散加减治之。处方：柴胡8g，法半夏9g，黄芩8g，甘草4g，当归12g，赤白芍各10g，薄荷6g。3剂。

四诊：服药后，身热明显减退，现已正常，精神亦见振作，饮食恢复如常。又按上方调理5剂，观察多年未有复发。

按：本例的治疗几经波折，对其病机本质的认识也有一个过程。从本例症状诊断为温病似亦未尝不可，其病变似在卫气之间，少阳与阳明同调，用和营卫、清阳明之法本在规矩之内，且热势之盛不用白虎似不足挫其势。但用药之后未见有效，后又用三甲散入阴搜邪，似也在情理之中，可是药后不应。最后，孟教授根据患者祖父所提供的线索，诊其为肝失疏泄，营卫不和而致寒热数作，主以条达肝木后，其效应如桴鼓。逍遥散虽非清法之方，但对此高热之证却能取效，主要在于辨证正确，用药切合病机。所以在临床上对疾病的诊治不论内伤、外感，都有相通之处，应做到融会贯通。

低　热

——治低热亦当重祛邪

低热是内科杂病中较为常见的病证，其引起的原因甚多，治法也有多种。由于低热多见于阴虚、血虚、气虚，所以一般医者一见低热就易诊断为虚热。孟教授认为，内科杂病中的低热也有不少是因病邪的存在而发生的，所以每用祛邪之法，特别是运用治疗温病之法治疗其中某些病证，每可取得良效。

1. 宣膜原以退低热

施某，女，43 岁。1981 年 9 月 10 日初诊。

主诉：低热三月余，每至下午辄作，至后半夜渐退，晨起稍安，基本上发作有时。形体消瘦，体力不足。曾就医于多处医院，做过多种检查，但均未得出明确诊断。也曾采用各种治法，低热仍依然如故。诊查：日晡辄作低热，测体温在 38~38.5℃，或伴有微寒，有时泛恶欲吐。面容清癯，一似阴虚之象，但细察其舌苔色黄白厚腻，舌边色红，脉细濡而数。辨证：微寒作热，其邪不在卫表。寒微而热著，发有定时，又非寒热往来，其邪不属少阳可知。从其寒热晡作，病程较久，舌红而苔腻，可推断其邪伏于膜原，泛恶亦为湿浊内阻、气机失畅之佐证。治法：属湿浊在膜原，遏阻气机，但素体羸瘦，治疗不可偏凉、偏燥，当用疏理透达法，方取雷氏宣透膜原法。处方：藿香 6g，佩兰 8g，川朴 3g，槟榔 6g，半夏 6g，黄芩 6g，甘草 2g。3 剂。处方时当考虑体质脆弱，不可过于克伐，故原方中的草果未加入，俟药后再议。

二诊：服药后，患者并无不适，自觉胸中宽松，热势虽每日仍发，但已有下降趋势，持续时间亦见缩短，舌苔较前有松化之象。经权衡后，决定方中加入草果 4g，以增其透化湿浊之力。3 剂。

三诊：服前方后，寒热基本控制，精神亦转振，舌苔渐化。但胃纳尚不见旺，此因湿邪尚未尽化，且胃气未复。再投用和中健胃之品以善其后。处方：藿梗 6g，佩兰 8g，川朴花 4g，生苡仁 15g，谷麦芽各 15g。前方连用 7 剂后，邪去正复，病乃得愈。

按：本例低热发于夏暑之时，曾多方诊治，包括曾服用清暑、清化湿热、养阴、滋阴降火、益气等多种中药方，也用过多种西药，竟毫无效果。孟教授在分析其病情时，从其舌苔表现而断然否定了阴虚的诊断。其病程虽较长，但他仍诊断为感受夏令湿浊之邪所致，故投用宣透膜原之法。开始用药时，尚因患者确属阴虚体质，故对过于温燥之品较为慎重。初试即见效果，温燥药并无不良反应，故再增强祛除湿浊之力，病情迅速好转。可见，在临床施治时，对患者体质固然不可忽视，但总以祛除病邪为先，古人说有病则病当之，确非妄言。特别是对低热患者，不能只看到其虚的一面，其低热的发生往往与病邪的存在有关，所以必要时应先祛其邪，邪去热自净。当然，在祛邪时也要充分考虑到体虚，不可过于孟浪，在邪去之后，如正气尚虚者，也应视其虚之所在而投用补益之品。

2. 低热亦有因热瘀起，热瘀得去则低热净

顾某，女，15 岁。1984 年 8 月 15 日初诊。

主诉：病起二月余，初起恶寒发热，阑尾部有压痛，查白细胞 18000/mm³，诊断为急性阑尾炎，经用保守疗法，注射青霉素等，两天后阑尾部疼痛减轻而未消失，高热渐退。但每至下午则发低热，体温 38℃左右，伴五心烦热，形体消瘦，日益不支。诊查所见：形肉消脱，肌肤甲错，憔悴不堪，气息无力，日晡低热，肤燥无泽，阑尾部按之作痛，终日卧床，站立需人扶持，食纳亦少，大便干而色黑，小便少而色深。舌质红而苔少，脉细而数。辨证：热邪久羁，瘀热在里，津液暗耗，无以濡养百骸，故形体日衰，气阴大虚。留瘀不去则邪热附于有形之邪，稽留日久不退，热不退则阴愈伤，以至于到肉脱形消之地步。治法：瘀热互结，邪实正虚，补则碍邪，攻则伤正。遵"有故无殒"之训，祛瘀即所以生新，治宜清热养阴、活血化瘀。方选复元活血汤合犀角地黄汤。处方：柴胡 6g，天花粉 10g，当归须 9g，炮山甲 6g，大黄炭 6g，丹皮 10g，赤芍 10g，甘草 3g，红花 8g，生地 15g。3 剂。

二诊：低热有所下降，阑尾部压痛明显减轻，舌质仍红，口微干，再守原制，3 剂。

三诊：症情好转，低热已退，进食大增，大便每日可解，小便量多，色已转淡，右下腹压痛已无，能站立，稍事走动。再步前法略予加减。前方去山甲、当归须，大黄炭改为 4g，加大麦冬 10g。此方连用 15 剂，形体渐丰，肌肉渐长，日渐恢复而愈。

按：低热一证，临床上原因甚多，本例乃发生于阑尾感染之后，迁延日久不愈。究其发热之原因，属瘀热互结所

致，如仅知投用清法，因邪热附丽于有形之血，其热必不能去。故治法立足于清化瘀热，瘀热得去，其热自退。所用之方为复元活血汤合犀角地黄汤，但用山甲片代犀角，除了犀角难得之外，意在加强其化瘀之力。在瘀热退后，即去之。方中大黄炭亦为孟教授的经验用药，认为其能逐瘀血而不伤正，有下导之性而不致引起腹泻，原属峻猛之药而能缓其性，因而能久用，诚为活血化瘀之良药。在临床上，因瘀热而引起低热者较为多见，其经常夹杂有阴虚、气虚等正气不足，或兼有痰浊等其他病邪，在辨证时应全面分析，适当兼顾。

咳　喘

咳　逆

——咳逆有因肺痹起，宣肺通痹奏奇效

《温病条辨》上焦篇宣痹汤是治疗"太阴湿温，气分痹郁而哕者"的方剂。孟教授常把该方用于上焦气机郁阻而引起的咳嗽、胸闷、呕吐呃逆等病证，每能取得良好的效果，较之习常所用的理气、止咳、降逆之法更觉稳妥可靠，特别是用于急性支气管炎而肺气郁闭较甚者，尤为贴切病情。现举例于下。

韩某，男，32岁。1984年2月13日初诊。

感冒3天，见有头痛、咳嗽等症，旋即到医务室就医，诊为上呼吸道感染，给予感冒冲剂及咳嗽糖浆等药。药后症

状未见减轻，又听信别人介绍，用冰糖炖梨，服后咳嗽反见加重，乃来门诊。诊见：咳嗽频作，咳甚微喘，咳势如顿咳状，咳作则面色胀红，稍咯出一些粘痰后始能稍安，不久又复咳。查血象不高，身微热而不恶寒，胸部痞满不舒，舌苔白无腻，脉浮弦。证本属风邪袭表，理应辛散疏解，但在开始的治疗中，反用寒凉之品，致风邪郁闭，越发不能宣透。因邪在肺经，肺气痹郁，宜宣通肺气。处方：淡豆豉9g，射干6g，黄郁金6g，通草4g，川贝母6g，枇杷叶15g（包）。3剂。

二诊：咳逆之势明显减轻，已无以前气胀面红之症，但咳犹未止，痰液不多，再以前方加杏仁9g。上方继用5剂，咳逆平定而愈。

按：孟教授对此方曾有深究，指出本方乃从《临证指南医案·咳嗽门》叶氏医案中而来，原来就是治疗咳嗽之方，吴鞠通在定其为宣痹汤时，去方中的川贝，作为宣通上焦气痹之用。故实际上该方对于肺气郁闭所致的咳嗽等疾病甚为合用，而这时原方中的川贝仍可使用，或改用大贝。该方的组成，宣散而不耗气，化痰而不温燥，止咳而不收敛，合淡豆豉、枇杷叶之升和通草之降，善调肺经出入之气。在具体运用时，还可根据病情进行灵活加减。如上焦湿阻气痹较盛，可加入白豆蔻、瓜蒌皮等；如咳势较甚，可加入杏仁、炙百部等；如上焦郁热较甚，可加入栀子、黄芩等；如小便不利可加入滑石、芦根、车前子等。

慢性咳喘

慢性咳喘在临床上甚为常见，其症情一般较为复杂。孟教授在诊治这类疾病时，不是见咳治咳、见喘平喘，而是在重视标实的同时，更重视培补正虚。其治疗的特点是，注意寒热标本同治，重视益肺滋肾。以下举二例以窥其学术经验之一角。

1. 喘咳久延每有寒热错杂，治当寒热并用标本兼顾

徐某，女，62 岁。1994 年 9 月 5 日初诊。

患咳喘多年，入冬尤甚，每因感寒饮冷而诱发，经多所医院诊断为慢性支气管炎，伴肺气肿、肺源性心脏病。近一月来，由于天气骤冷，宿疾又作。病初起时，有恶寒，身热，咳逆喘促，倚息不能平卧，动则尤甚，咯出白色粘痰，中夹泡沫，胸闷，心悸，口燥咽干，苔薄黄，舌红。心电图检查，电轴偏右，肺型 P 波，右心室肥厚。经投平喘化痰之剂，有时亦能取得一时效果，但不久即发。今据症辨证，系肺肾不足而心气亦虚，又兼外感新邪，痰热均盛，虚实并见。乃投以麻杏石甘汤，以宣肺止咳化痰。

处方：麻黄 6g，生石膏 18g，杏仁 10g，甘草 4g。3 剂。

二诊：服上药后，身热明显减退，咳喘亦较为平定。然心悸、胸闷颇甚，气不接续，下肢浮肿，小便短少。此证显然属肺肾亏虚，心气不足，脾土又虚，乃予麻杏石甘汤加味。

处方：麻黄 6g，生石膏 18g，杏仁 10g，甘草 4g，附片 6g，泽泻 10g。5 剂。

三诊：上药服后，诸症悉平，乃予平补心、肺、脾、肾之剂。

处方：太子参 12g，麦冬 10g，五味子 2g，附片 5g，茯苓 12g，甘草 4g，紫河车 10g，车前子（包）10g。6 剂。

上方连用 12 剂，病情逐步减轻，症状已平，基本恢复正常。

　　按：肺源性心脏病是由肺部慢性疾病所引起的中老年常见病，本病的发生与肺、心、脾、肾四脏有关，此因为正气既虚，外在之邪就易于侵入，所以外邪常为本病的诱发原因。本病每反复发作，迁延多年，最终致心力衰竭而产生各种危候。本病例患者原有肺源性心脏病，继发感染后而致表里并急。按急则治标的原则，当首先控制感染，故投麻杏石甘汤以清泄肺热。方中用麻黄宣肺定喘，石膏清化痰热，杏仁利肺气，甘草和诸药。药味虽少，而服后，外邪得去而肺气得宣，故肺部症状大减，但此时肺失通调之力、脾失转输之权、肾失纳气之功，病情尚未能稳定，所以继之一面清彻余邪，一面定悸强心，在用麻杏石甘汤的同时，加用附子以温肾强心，用泽泻、车前子以健脾利湿消肿。当此之际，已是肺、心、脾、肾同病，虚实并见，阳热既盛，气阴又虚，处理极为困难，若一味用清，则心气更虚，如一味温养则有阳热转盛之虞，故投以石膏与附子同用，一凉一热，看似不甚平稳，然而却起到了清而不损阳，温而不助热的作用。且附子又可强心利尿，再助以泽泻、车前子，使脾湿得化而肿势亦可相应消退。

2. 慢性咳喘肺肾多亏，治当重视填肾精

　　慢性支气管炎、肺气肿属中医咳喘病范围。本病多为肺肾不足又兼有痰湿壅阻气道，而其发作又每与感受新邪有关。故书云："形寒饮冷则伤肺"。其发则多呈表里兼病、虚实夹杂。古人对本病的治疗有"平时治肾，发时治肺"之说。但孟教授认为本病在发作之时及平时所治均须肺、肾并调，只是侧重点有所不同而已。他自拟肺肾咳喘方对这类病证的治疗有很显著的效果，现介绍如下。

陈某，男，62 岁，退休职工。1985 年 12 月 12 日初诊。

自诉：咳逆气喘，入冬尤甚，常为感寒或饮冷而诱发。经多次透视及摄片，诊断为慢性支气管炎伴有肺气肿。病已十余年，近一月来，由于天气骤冷，咳喘又发。咯出白色粘痰，中夹泡沫，或带有咸味，动则喘甚，夜间不能平卧，形寒，精神欠振，食纳减少，咽部不利，胸脘痞闷，苔薄白而腻，舌质淡红，边有齿痕，脉弦而滑。以往曾用止咳平喘化痰之剂，如小青龙汤、定喘汤、三子养亲汤等，有时亦能取一时之效，但不久则又发。辨证：证系肺肾两虚而痰湿内盛，前受外感之邪尚未尽去。治法：宣肺止咳，补肾纳气，燥湿化痰，以标本兼治。用肺肾咳喘方。处方：麻黄 4g，杏仁 9g，甘草 3g，法半夏 9g，陈皮 6g，茯苓 10g，当归 9g，熟地 12g。每日 1 剂，分早晚煎服。

一周后，咳喘之势大减，痰量明显减少。继用药两个月，咳喘一直未有大作，较以前历年的咳喘之势大为减弱。以后每入冬令，辄取此方服二三十剂，咳喘虽间时仍有，但病情极为轻微，持续时间亦短，至今已近十年，疗效较稳定。

按：本方为孟教授据张景岳金水六君煎合三拗汤化裁而来。方中半夏、陈皮理气化痰，使气顺则痰降；痰由湿生，湿去则痰自消，故用茯苓健脾利湿；益以甘草和中补土，使脾健而湿化痰消；用麻黄、杏仁以宣肺止咳，且麻黄又有开肺疏表定喘之功；方中配用当归以和血，熟地以补肾纳气而定喘。在临床上本类病例舌苔多腻或水滑，显系痰湿内盛，一般医者据此而每认为不能投用当归、熟地之类滋腻补益之品。其实，归、地与二陈配合后，并无滋腻阻滞气机之弊，二陈得归、地，则无过燥劫津之虞。特别是熟地与麻黄相配，一补一泻，一收一宣，甚得配伍之妙，堪称是治疗慢性咳喘病的典范药对。本方在临床上治疗肺肾两虚的慢性咳喘患者甚多，效果甚佳，而未有留邪助痰或温燥伤正之副作用。

在具体使用时，一般可按原方，也可根据病情适当进行加减。如咳喘喉中有痰鸣如水鸡声者，可加射干 6g。如痰稀而粘，可加干姜、五味子各 2g（同杵）。如新感之邪渐从热化，咽部干痒不利者，加鱼腥草 15g，甚者可加生石膏 15~20g。

孟教授对肺病的治疗颇有独到之处，从以上三个病例可见一斑。总的来说，他认为对肺病咳喘的诊治，首应辨明新感与内伤，但往往又有新感与内伤相杂者，不可不知。如外感而咳嗽不畅，气急面红，可因兼夹食滞，过食生冷，风邪内敛，肺气不宣所致者，可用上焦宣痹汤，忌用柔润。另外，亦有外邪引动咳喘或原有水饮继而感邪化热，咽部干燥者，可用三拗汤或酌加煅石膏主之。煅石膏性偏收敛，用量宜轻。如支气管炎合并肺气肿，咳嗽气喘，动则喘甚，痰稀白味咸，舌苔中腻，属内蕴痰湿，肺肾均虚，单治肺往往不能见效，宜肺肾同治，可用金水六君煎。若新邪外袭，咳喘均甚者，可加麻黄、杏仁；若痰稀白泡沫多者可用干姜与五味子同杵，取其一辛一敛，辛不耗气，敛不碍邪，使饮除喘止。

胃 病

胃病是临床常见病证，有表现为疼痛或嘈杂者，有表现为痞满作胀者，有表现为不能进食或食入不化者，其辨治方法甚多，教科书中有系统论述。孟教授对该病证的治疗颇多体会，以下分几个方面进行介绍。

胃阴不足

——养胃阴之中不忘舒畅气机

《温病条辨》中立沙参麦冬汤作为治疗肺胃阴伤，或热或咳之代表方。而孟教授用本方治疗内科杂病中见有肺胃阴液不足的各种病证，特别是对萎缩性胃炎见胃阴虚者，每投用本方而取得满意的效果。孟教授用本方特别强调应配合舒畅气机之品，认为这是能否奏效之关键。现举病例于下。

周某，女，43岁。1985年4月18日初诊。

主诉：胃脘疼痛隐隐，时作胀满，嘈杂不适，已历5年，每于劳累时尤甚。口干唇燥，大便干结，倦怠无力，形体消瘦，脉弦细，苔薄舌红。证属胃阴匮乏，气机失畅。治以滋养胃阴，疏通气机。处方：北沙参10g，大麦冬9g，玉竹9g，白芍9g，炒川楝子9g，天花粉10g，炒延胡索8g，川朴花4g，生麦芽15g，生甘草3g，姜汁少许。

按：本例经胃镜检查确诊为萎缩性胃炎，曾治以补中益气、疏肝理气等法，服药后口干益甚，胃痛不减。服孟教授方5剂后，胃痛即解，大便畅快，口干亦减，后继以此法调理三个月，自觉症状均已消失，五个月后作胃镜检查无异常发现。

对本例患者的辨证，因其有胃脘胀满、倦怠乏力等表现，故易误诊为气滞、气虚之证。但在按气滞、气虚用药后，病情不见好转，且用药多属温燥、香窜之品，更易耗伤其阴。孟教授辨证认为本例属胃阴不足，但亦有气机失畅之象，所以主以沙参麦冬汤，取其清养不滞之特长，但因伴有气机不畅，一味投用阴柔之品亦非所宜，故佐以通利气机药物，全方有养阴而不滞气、理气而不伤阴之妙。

在用沙参麦冬汤治疗萎缩性胃炎时，对原方每需进行加减。其中主要的加减法：如胃痛较甚者，伍以川楝子、玄胡、白芍等；如因胃阴不足而便秘者，伍以火麻仁、玄参等；胃阴不足而胃火上炎者，每有口舌糜烂，可加入盐水炒知母、盐水炒黄柏、桂枝木、人中黄等；胃阴不足而兼有气机不畅者，佐以橘白、生麦芽、川朴花等；胃阴不足而虚火上逆之眩晕者，伍以白蒺藜、煅赭石、甘菊花、川牛膝等；对于胃阴耗伤较甚者，他又常用酸甘化阴之法，在原方中加入生地、白芍、乌梅、五味子等；如兼有胃气虚弱，每合太子参、茯苓等；如兼有中焦气机郁闭者，每加生地汁和姜汁并用，以起到养阴而鼓动气机的作用。

肝胃不和

——气滞胃痛固常见，兼夹之邪当详辨

苏某，女，40岁，机关职员。1996年7月12日初诊。

主诉：患胃病多年，时而胃痛，时轻时重，经胃镜检查，提示"慢性浅表性胃炎，萎缩性胃炎伴肠上皮化生，幽门螺旋杆菌阳性"。形容清癯，胃痛时作，胃酸少，但食后胃部作胀，有时嘈杂，胸中有热感，大便虽解不畅，夜寐不宁，苔薄少津，脉弦带滑。据云服药已多，不外行气化痰、养阴和胃、消导健胃之剂，然胃痛仍不时发作，痛势时如针刺，近来有加剧趋势。素性急躁，经常恼怒，因之夜不成

寐，食纳少。证属肝胃不和，胃失和降，肝郁化火，胃阴渐伤。投以舒肝泄热和阴之剂。药用失笑散或金铃子散加减。处方：炒金铃子10g，炒玄胡索10g，醋炒五灵脂9g，蒲黄（包煎）9g，川连3g，山楂12g，生谷麦芽（各）12g，砂仁（后下）6g，川朴花6g。

服7剂后胃痛明显减轻，但大便解而不畅，有湿热夹滞之象，因而加大黄炭3g，以导热下行，大便较畅，脘腹胀痛减轻，继嘱仍服原方，经调理一个月后，胃痛已除，饮食正常，食后亦不作胀。

按：此患者之胃痛有明显的肝胃不和表现，但其证情较为复杂。如同时有胃酸少，苔薄少津，胃阴伤也；胸中有热感，证属胃中有蓄热；久病入络，痛势如针刺，为有瘀滞在血络。故其治不宜仅仅着眼于疏肝和胃，如过分温燥反易伤阴。孟教授立法主以清解郁热、酸甘化阴、行气化瘀。予失笑或金铃子散辈以化瘀理气止痛，川连泻心以除烦，山楂酸甘化阴，合生谷麦芽养胃气以鼓舞胃之气阴，砂仁行气，为气药、阳药，合酸甘阴柔之品以化津液。投药后即见效果，后又见有湿热夹滞之象，予大黄炭导热下行，大便畅则湿热积滞有去路，故脘腹胀痛得减矣。

本例与上例均属胃阴不足，但本例病情更觉复杂，所以只是在清热、化瘀、行气之中寓化阴之意，多年的顽疾才能得以取效。可见在临床上正确辨证之重要性。特别是胃痛的发生往往是由某几个原因同时发生作用的，所以在治疗时也每需针对其复杂的原因采取措施，不能仅见一端。

痰热蕴中

——胃病缘痰热而发，治疗当化痰热

小陷胸加枳实汤是《温病条辨》中治疗阳明暑温，水结在胸之方。孟教授常把此方用于治疗各种中焦痰热蕴阻之病证，认为该方配伍严谨，有诸泻心汤辛开苦降之义，却无诸泻心汤用参、枣、甘草等壅塞之弊，为清化中焦痰热之首选方。在临床上经常用于各种表现为痰热中阻的急、慢性胃炎，现举例于下。

杨某，男，31岁。1983年11月9日初诊。

主诉：胃脘疼痛胀满，呕吐频频，口苦而干，欲得饮水，而得水即吐，脉弦滑，苔薄黄腻。证属痰热阻于中焦，西医诊为急性胃炎。治以清化痰热，清胆和胃，降逆止呕。处方：全瓜蒌12g，姜半夏9g，川连3g，苏叶5g，陈皮5g，淡吴萸2g，枳实6g，姜竹茹10g，姜汁少许。

按：本例用1剂后即痛除吐止。本例所用之方系多方复合而成，孟教授据胃脘胀痛，得水即吐，苔薄黄腻，诊为痰热中阻证，投用小陷胸加枳实汤主之。其中川连与苏叶并用，乃取《湿热病篇》中"湿热证，呕恶不止，昼夜不差"之法。因其呕势较剧，又加竹茹、姜汁以清胆和胃止吐。

在临床上，孟教授常用小陷胸加枳实汤治疗胃、肝、胆、心、肺之疾患，随证有灵活加减之法。如中焦气机郁滞较甚者，常佐以川朴、苏梗、藿香、柴胡、木香、姜汁等；疼痛较甚者，加川楝子、炒玄胡；痛处势如锥刺者，加失笑散、丹参等；胸脘痰浊痹阻而疼痛涉及后背者，加薤白头、川桂枝等；痰热较甚而大便秘结或不爽者，加玄明粉；伴有呕吐者，加姜竹茹、淡吴萸等。对痰热引起的胃痛，主治大法是辛开苦降，除了小陷胸加枳实汤外，《伤寒论》中的三泻心汤也属辛开苦降之法。该方配伍特点是辛味之品，如半夏、厚朴、枳实、干姜等与苦温苦寒的厚朴、黄连、黄芩等相伍，既能宣通气机，又能清热祛痰燥湿，所以不仅在温病的治疗中对湿热性温病颇为常用，而且也多用于由痰热、湿热引起的许多内科疾病。

气机阻滞

——花药芬芳理胃气，治胃当善用诸花

胃脘痛的治法甚多，在临床上该病的表现非常复杂，除了有很多的证型外，多数患者表现非为单一的证型，这给辨证和用药带来了一定的困难。孟教授对治疗这类病证积累了丰富的经验，特别是多用花类药物，他认为，花类药理气而不耗气，温通而不伤阴，对多种类型的胃痛都能适用。以下举其用五花金铃子散治疗胃痛一例，以窥孟教授用药之特色。

郑某，女，46 岁。1990 年 3 月 25 日初诊

主诉：胃脘痛已三年，钡透提示为慢性胃炎。频繁发作，发时即就医用药，常服"胃必治""三九胃泰""快胃片"等，用药可临时缓解胃痛，但仍常有发作。近来一遇某些诱发因素，如情绪波动、饮食不调等，就频频发作，疼痛较甚，发时呻吟不止，身冒冷汗。诊察：形体不丰，胃痛频作，胃脘作胀，时时嗳气，胃酸少，食纳差，咽干口燥，舌红少津，脉细弦。后进行胃镜检查，并作活体组织病理检查，确诊为慢性浅表性胃炎、萎缩性胃炎。胃痛多年，医者

屡用香燥之品，日而久之，胃阴渐伤，但曾用养阴之剂而亦未能奏效。综合分析本例属气滞阴伤胃痛。治法：清香理气止痛。用五花金铃子散加减。处方：川朴花 6g，白豆蔻 5g（后下），佛手花 5g，香橼花 5g，绿萼梅 6g，金铃子 10g，炒玄胡 10g。7 剂。

二诊：上药服用后胃痛渐平，嗳气亦减，惟口仍时干，舌偏红，苔薄少，脉弦细滑。按前法再加用养阴之品。前方加大麦冬 10g，北沙参 10g。其后又复诊数次，均以前方略事加减，间断服药半年，病情一直稳定，即使有情绪波动或饮食不慎，胃痛也基本上未发作过。经胃镜复查，提示病变有好转。再以清养胃阴、和胃理气之剂间断服用，以资巩固。

按：本例胃痛气滞症状较为突出，盖肝为刚脏，性喜条达，若失于疏泄，每易犯于胃。前医多投以疏肝理气之剂，此本无不妥。但香燥之品虽可止痛，但久服必然耗阴。胃为阳土，性喜濡润，如素体阴液不足，或医者用香燥之剂过度，胃阴大伤，则气机也会失畅，从而加重其气滞症状。本例在诊治时注意到前医用理气之剂已久，而效果欠佳，同时又见患者有舌红少苔、口咽干燥等症状。故在用药之时对理气而易耗阴之品较为慎重，择用多种花类理气药，以取花类轻扬疏散而不伤阴，亦为"轻可去实"之意，同时，花类药再配合金铃子散以疏肝理气，用后果然止痛效果较好。又因其胃阴不足见证较为显著，故二诊时又加入麦冬、沙参等养阴濡胃之品以善其后。有人认为萎缩性胃炎多见阴虚，其实在临床上未必尽然。如本例在开始时，虽有胃阴不足，但其气滞见证亦很明显，所以单用养阴之法并不能取效，而是用花类理气之品获效，后再加用养阴之法收功。另外，还可见萎缩性胃炎表现为气虚、阳虚者，则当用补气、温阳之品，不能拘于胃阴虚之说。

食欲不振

——食少当重温煦胃阳，不能仅恃健脾开胃

不能食，即食欲不振，临床上每见于病后或素来即厌食者。所用治法多从健脾开胃入手，对热性病病后之不食症，则多投用养胃益气之剂。此皆为治疗之大法。孟教授强调对此类病人，应详细辨察病证之性质，不可一概投用健脾化食之法。以下所举之病例可示孟教授在这一方面的诊治经验。

马某，男，36 岁。1978 年 10 月初诊。

自诉：原患支气管扩张而多年咳血，就医已多，所服之药多为凉血止血之剂。近一个多月来，虽咳血渐止，但胃口大减，不思饮食，食之无味。于是医者连续用调胃之品：有从健脾论治者，多用参、术、苓、草等；有从消食健胃调治者，多用谷麦芽、山楂、神曲之类；也有从养胃阴入手者，所用不外沙参、麦冬、石斛等。投剂虽多，但仍然毫无食欲，进食甚少，以至形体日益消瘦，精神每况日下。诊查：面色淡黄无泽，形体衰惫瘦削，微有咳嗽，痰血已无，不思饮食，舌淡红，边有齿痕，脉虚细。辨证：因久投寒凉之剂，劫夺胃阳，胃气相继而衰，受纳之职失司，故食不思进。治法：证属胃阳虚败，胃气不振。治当温养，用甘草干姜汤主之。处方：甘草 4g，干姜 3g，白术 8g，茯苓 10g，茜草 10g。3 剂。

二诊：前用温通胃阳法，虽未见饮食大增，但自觉胸中舒适，口中稍知味，乃从前方加味继进。

三诊：用前方连服 15 剂后，食欲明显增加，进食后亦无不适感。自此又加醒胃之品，如藿香、佩兰等，食欲渐趋正常。先后调治月余而得恢复如常。

按：临床上不能食之症较为常见，其原因各不相同，治法亦异。但一般医者见此症每好用消导开胃之剂，殊不知，此仅对伤食而不能食者有效，其他如脾虚者当健脾，胃阴伤者当养胃阴，亦应辨证而施治。本例所用之甘草干姜汤，本是《金匮》方，用以治肺痿肺中冷，吐涎沫证。因其具温养胃阳之功，故用以治疗胃阳虚之不能食证能取得较好的效果。此正所谓"异病同治"也。本例原有咳血，医者每惧动其血而甚少考虑到可用温热之剂，足见孟教授辨证之准，成竹在胸。但在用药时则配茜草一味，亦为针对其原有咳血而设，防范于未然，更觉用药之稳妥。

便　秘

——"增水行舟"不忘"鼓风扬帆"

便秘也是内科杂病中较常见者，孟教授认为《温病条辨》中增液汤是治疗阴虚便秘的主方。该方在《温病条辨》中虽为温热病后期阴液耗伤而肠液不足所致的便秘而设，但对一般杂病中的便秘，凡属阴液不足者均可应用。

戚某，女，36 岁。1982 年 9 月 13 日初诊。

主诉：长期便秘，数日一行，粪燥如栗，经常服用通便药物，如麻仁丸、上清丸、果导、番泻叶等，结甚之时必用开塞露方能解，但用药则便，停药又复秘，如此而至今未愈。诊查：面色欠华，有时潮红，五心烦热，大便秘结，数日在药物作用之下方能解一次，解时艰难，但腹部无胀满感，舌红口干，但不欲饮，脉细微数。辨证：患者见一派阴虚之象，系肠液不足，肠中失于濡润所致。治法：肠中津枯而致便秘，只宜濡养，切忌攻伐，用增液汤加味。处方：生地25g，玄参15g，麦冬10g，柴胡5g，炒枳壳12g，杏仁9g，桃仁10g。7剂。

二诊：服前方后，大便已能自解，但感不畅，解后有未尽之意。再从前方加味。前方加火麻仁15g，生首乌20g。按上方连服30剂后，大便自调，每日得解。后停药观察年余，大便一直正常，病已得愈。

按：本例治法看似平淡，但用药中有几点值得注意：一是对阴虚便秘者，所用养阴药之剂量应较大，如用临床一般剂量则难以有明显效果，此即《温病条辨》中所说：非重用不为功。二是在投用养阴药之同时，应注意配合疏理气机之品，孟教授称之为"增水行舟再加上鼓风扬帆"，较之单纯养阴效果要好得多。在临床上，往往对阴虚便秘投用大剂养阴药而不能取得满意的疗效，其原因多是因为在养阴的同时，未能注意配合适量的行气之品。养阴药物与行气药物配合，还能防止养阴药物滋腻碍胃之弊。三是对此类便秘如病程较长者，用药时间也应较长，不能便通即停药。一般可采用逐步减少用量的方法，直到能自行排便为止。

附：孟澍江教授治疗便秘理气三法

便秘一症，在中老年人尤为多见，而致便秘之因甚多，治法亦千差万别。孟教授在治疗便秘时，常于辨证论治的同时注重疏理肺、脾、肝三脏之气机，本文就此经验略作探讨，以供同道赏析。

1. 在肺宣开上痹

孟老认为肠腑之通降既赖脾胃之转输，亦赖肺气之肃降，上窍闭则下窍不通，肺失清肃则致肠腑闭塞不畅。孟老治之每用开宣上痹之法，选轻苦微辛之品，微辛以开气痹，微苦以降肺气，肺气得通，气机得畅，胃气因和，肠腑得通而便秘自除，即所谓"开天气以通地道"之法也。正如叶天士所云："昔丹溪大、小肠气闭于下，每每开提肺窍。《内经》谓：肺主一身气化，天气降，斯云雾清，而诸窍皆为通利。"孟老选药常从俞氏《通俗伤寒论》"里气抑郁，大便不爽或竟不通而痛，加春砂仁三分拌捣郁李净仁、松仁、桃仁、柏子仁、蒌皮、酒捣薤白等辛滑以流利气机，气机一通大便自解"之意，或用郁金、紫菀、杷叶、杏仁、桑白皮等取《温病条辨》上焦宣痹汤之意，以宣通上焦肺气，脏腑同治，表里相应。尤以紫菀为常用，紫菀辛散苦降，温和柔润，既可宣开肺痹，又可润肠，治疗便秘兼有肺气闭塞者尤良。若兼有气机不畅者，则用瓜蒌、薤白等，既可调畅上焦胸膈气机，又有润肠之功。

病例：赵某，女，52 岁。形体瘦削，便秘多年，常干结如羊屎，伴腹胀，脘中微有不适，口微干，舌偏红，苔少。为素体阴液不足，气机郁滞所致。治宜理气解郁，兼以润肠通便。处方：全瓜蒌 12g，薤白 6g，川朴 4g，枳壳 10g，青皮 6g，白术 10g，制军 5g，桃仁 12g，肉苁蓉 10g，当归 12g，火麻仁 15g，首乌 15g，柏子仁 15g。7 剂。因患者病已多年，病难速已，嘱同时常规服用果导片。7 日后复诊，患者诉胃中渐适，惟大便仍不畅，口干欲饮，舌暗，苔白而燥。细询缘由，果导片未曾服用。效不更方，仍予前方加减。全瓜蒌 15g，玄明粉 4g，薤白 6g，柴胡 6g，枳壳 12g，青皮 6g，火麻仁 15g，桃仁 12g，肉苁蓉 10g，制军 6g，川朴 5g，白术 10g。7 剂。大便能自行解，遂嘱停用果导片，以本方加减化裁调理近一月，大便已能自解，多年痼疾得以痊愈。

按：本案患者便秘多年，便结腹胀，乃气机郁滞不畅所致。大便常干结如羊屎，且形体瘦削，口干，舌红少苔，显属素体阴液不足之象。孟老匠心独运，选全瓜蒌、薤白二药，既可宣通上焦气机，取脏腑同治之义，又可润肠通下；川朴、枳壳、青皮调畅胃肠气机；选质润之桃仁、肉苁蓉、当归、火麻仁、首乌、柏子仁润肠通便，又有滋阴之效；制军以助通导之功。诸药合用，肺气得宣，胃肠气机得畅，肠道津液得复，则多年顽疾终得以痊愈。

2. 在脾以补为通

因久病或年老体弱，中气虚弱而致便秘者，下之当慎。如《温热经纬》所云："热病后，三十日不大便，无所苦者，下之百日死。"同样，对中虚便秘者妄用攻下，益损脏气，虚虚实实，焉得不毙！故孟老对因年老体弱或中气虚弱，推动乏力所致之便秘者，强调不得强行攻下，而需以调补中焦为主，兼以疏通气机，以恢复脾胃升降之机，脾胃气机得复，便秘自愈。孟老习用参、术等健脾益气，砂蔻仁、木香等以温中行气。

病例：郑某，女，29 岁。1999 年 12 月 29 日初诊。便秘多年，伴畏寒，手足冷，舌淡少津，脉细弱。证属阳虚不运，法当温运，用黄芪建中法。太子参 15g，黄芪 15g，桂枝 6g，赤白芍各 10g，甘草 4g，枳壳 10g，白术 12g，火麻仁 15g，郁李仁 15g，当归 10g，肉苁蓉 15g，首乌 15g，陈皮 6g，紫菀 10g，姜枣为引。7 剂。二诊时患者自诉不服果导等药，大便已能自解。原法续进。黄芪 15g，白术 12g，柴胡 6g，枳实、枳壳各 6g，赤白芍各 10g，甘草 4g，肉苁蓉 15g，柏子仁 15g，火麻仁 15g，桃仁 10g，川朴花 4g，山萸肉 15g。7 剂。后以本法调治月余，多年痼疾得以痊愈。

按：本例患者便秘多年，伴畏寒肢冷等症，乃中阳虚衰，阴寒内生，留于肠胃，阴寒固结，阳虚不运，致肠腑传导失司而成，故以温阳通便，调理中焦为法。一诊方以黄芪建中汤加减化裁，参、芪、术、桂温中散寒以助健运；陈皮、枳壳理气宽中；患者中阳虚寒，气血生化乏源，有阴津不足之象，选用二仁、当归、苁蓉、首乌、山萸肉等品，既有润肠通便之功，复有滋阴之效；紫菀既可宣畅肺气，又有润肠之功，诸药共奏温阳润肠通便之功。二诊时大便已渐畅，仍以温阳健运为法，为加强理气行滞之功，合四逆散加减，气血流畅而大便自调。

3. 在肝流畅气机

孟老认为便秘一症，病虽在胃肠，固以疏理调畅肠腑气机为主，但亦不可忽视肝之条达作用。脾胃功能之调畅，多赖于肝之疏通。《内经》有云："土得木则达"，即有此意。肝气郁滞，则横逆侵犯中焦，三焦气机不利，肠腑不得宣畅而致便秘。如唐容川所云："木之性主于疏泄，食气入胃，全赖肝木之气以疏泄之"。故治疗时虽宜宣通肠腑气机，但亦须注重调畅肝胆气机。孟老法从《内经》"治病必求其本"之旨，习用四逆散加减，以疏肝理气，肝气得疏，气机得畅，肠腑得以畅通，不治便秘而便秘自愈。

病例：阎某，女，57 岁。便秘多年，常数日不大便而无所苦，伴口干微苦，舌淡红，苔干黄，脉弦细。证属肝郁兼有阴液不足，以疏肝解郁，增液润肠为法。处方：柴胡

6g，枳壳 8g，首乌 15g，当归 10g，生桃仁 15g，玄参 15g，火麻仁 15g，郁李仁 12g，麦冬 10g，全瓜蒌 15g，砂仁（后下）2g，芦根 15g，肥玉竹 10g，知母 10g。7 剂。二诊时便结稍畅，仍觉口干，苔黄腻。原方加减：柴胡 6g，枳壳 8g，火麻仁 15g，郁李仁 12g，生桃仁 12g，全瓜蒌 15g，首乌 15g，当归 12g，玄参 15g，生地 15g，麦冬 10g，砂仁（后下）2g，芦根 15g，肥玉竹 10g，知母 10g。7 剂。复诊时大便已能自解，后以本方化裁调治月余痊愈。

按：本例患者便秘常数日无所苦，口干微苦，证属肝郁兼有阴液不足，故以柴胡、枳实疏肝理气行滞，取质润多脂之麻仁、郁李仁、桃仁润肠通便，玄参、麦冬、芦根、玉竹、知母增液润肠，妙在砂仁一味，既可调畅中焦气机，又取阳生阴长之义。诚如景岳所云："善补阴者，必于阳中求阴，则阴得阳升而泉源不竭。"孟老治疗阴液不足，愈滋愈燥，愈滋愈干，屡进滋阴药不效者，常于滋阴方中加少许砂仁以振气机，取气能化液之义，以建奇功，此即"鼓风扬帆"之意。药物配伍得当，从而使津液得复，肠道得润，传导功能自如，便秘自愈。

慢性泄泻

对慢性泄泻的辨治，在《内科学》中已有详细论述。但在临床上，往往证情较为复杂。孟教授善于抓住主要矛盾，有针对性地进行立法用药，所以多能取得较好的疗效。以下举二例以体现孟教授诊治慢性泄泻的学术经验。

遵"通因通用"之法，通导积滞治泄泻

秦某，男，46岁。1994年6月24日初诊。

患者于二年前夏季患急性菌痢，当时未能彻底治愈，以致其后反复发作，尤以食荤饮冷后发作较著。曾经多个医院治疗，有用木香槟榔丸消除积滞，有用附子理中丸以温中散寒，有用真人养脏汤及赤石脂禹余粮丸以收涩，均未能获效，或即使稍有效果，亦不能持久，患者因久治不愈，已失去治疗信心。

近日因饮食不节而诱发旧疾复作，证见腹痛阵作，有时肠鸣，大便带有黏液，肛门有下坠感，日三五行，面色黄，食纳差，口干，有时形寒，苔黄微腻。综合症情，系湿热蕴积肠道，传导失司，脾胃运化失职，气行不畅。其证之治，当主以调和气血，清热化湿法。方用芍药汤化裁。

处方：白芍药12g，当归10g，黄芩10g，黄连5g，土大黄12g，木香5g，槟榔10g，肉桂3g，甘草3g。3剂。

二诊：服上药后，得大便甚畅，所下脓血黏液较多，自觉身轻体爽。然肠中仍不时鸣响，腹痛隐隐，痛则有欲便之意。仍予前方加减。前方内加入草果、知母、川朴，连续服用20剂左右，病乃大瘥。

按：慢性泄泻主要症状有腹痛，腹泻，粪便中可以夹有脓血或黏液等。本病多起于痢疾、泄泻经久不愈之后，临床上可反复发作，难以彻底治愈。本病例为急性菌痢未能彻底治愈而致常年累月反复发作，每次多因寒温失调、饮食不节而诱发，病已历二年，不堪其苦。在诊治本患者时，先通过详细询问而知其平素较嗜食肥甘及酒，故其湿热素盛，再加上感受痢疾之湿热之邪，肠中湿热与积滞互结，致气血瘀滞。因而投用治法以调和气血为主，兼以清热解毒，燥湿化积。此即经云："泻白而便脓血，气行则血止，行血则便脓自愈，调气则后重自除"。初诊所用处方取芍药配合当归调和营血，再配合甘草能缓急止痛；用黄芩、黄连苦寒之品燥湿而清泄肠热；方中又加用了土大黄（即羊蹄），有导热下行、去腐生新之妙用；木香、槟榔能行气导滞；在苦寒之中配以肉桂，其意在温通行气，且能防止苦寒损伤阳气之弊。故用药后，借本方推陈出新和调和气血之力，而使肠中积滞湿热得以排出，大便自能较为畅通。二诊时加入川朴以加强行气之力，草果以温脾燥湿，同时又用知母以监制草果之燥烈，故用药之后，病情日见减轻，终于使二年之顽疾获愈。该方特点在于气血并治，寒热同用。但因其病机毕竟以热为主，所以药味亦以寒性者较多。方中所用的槟榔和土大黄，则有通因通用之义，这是针对本病属于湿热夹滞，治宜导而不宜留，若滥用兜涩，必然导致邪留不去而病情反复发作。但本病脾胃之气已伤，如大肆荡涤则更伤脾胃之气而致日久难愈。另一方面，若过分顾及其虚，而过用温补，亦有助长湿热之弊，同样是治疗之大忌。

肝强脾弱而致泻，疏肝健脾是正治

张某，女，35岁，1978年9月10日初诊。

长期胸胁脘腹疼痛，肠鸣泄泻，泻必腹痛。素性肝旺，每因情绪影响而发作。泻后其症不减，仍有欲便之意。粪检无异常。时有嗳气，甚或泛恶欲呕，食纳差，食后作胀，四肢不温。月经先后无定期，色深有块。月经期间，症情每较常日为重。口干而苦，苔薄白微黄，脉两关不调，见弦而缓。证属肝强脾弱，逆而犯胃。肝郁气滞，木火内郁，法当疏肝理气解郁，健脾调胃和营。方用四逆散合痛泻要方加味：柴胡 8g，枳实 8g，白芍 10g，甘草 3g，白术 3g，陈皮 6g，防风 6g，姜半夏 9g。

此方服 15 剂，症情逐步好转而痊愈。

按：慢性泄泻，多责之脾虚，但起因却在肝。吴鹤皋云："泻责之脾，痛责之肝，肝责之实，脾责之虚，脾虚肝实，故令痛泻。"况病岂止痛泻一端，且因肝逆犯胃而作呕，肝失条达而致月经不调；又因肝郁化热，阳郁不达而致四肢不温。凡此，是病之本在肝也。前医不治肝而治脾与肾，毋怪乎不能得效。今取四逆散以疏肝解郁，痛泻要方可泻肝和脾，且两方中寓有芍药甘草汤义，用以舒挛止痛，再得防风鼓舞胃肠之气，半夏之降逆止呕，其痛泻呕逆诸证，焉有不平？

孟教授对脾病的证治有独到之处。他认为，脾主运化，"脾主湿，湿胜则濡泻"，"脾虚则泻"，因之脾病多见有腹胀、腹泻等症。而脾虚腹胀属于虚性腹满，不可妄事攻伐，愈攻则愈胀，宜用健脾运脾之法，但又忌壅补。肝木克土泄泻，单用补脾止泻法，是不易收效的，必须泻肝与和脾同用，可仿痛泻要方法。若泻下较频，稀溏，热不甚者，可加煨诃子肉、肉豆蔻收效较著。临床上也有肠胃传导功能差，而致大便干或解而不畅者，此病不可攻逐通便，只宜助运消导，可用保和丸。此药虽不能立即通便，但多日服用，则大便自调。

呃 逆

——郁怒致呃未必究于气，认证仍从寒邪治

徐某，男，43 岁。1998 年 11 月 21 日就诊。

因呃逆一周不止而就诊。一周前因郁怒伤肝，肝气伤胃，胃气上逆，突然呃逆频作，连声不断，自觉不舒，胸胁亦感胀满，前医用顺气丸和逍遥散之类，呃逆未平。刻诊：噫气频作，伴发呃逆，神态自若，非是险象，舌苔厚，舌质淡，不思渴饮。此乃寒饮伤胃，胃气失降所致，用温中降逆法，取丁香柿蒂散合旋覆代赭汤，药用党参、公丁香、淡干姜、甘草、旋覆花、代赭石、沉香、法半夏、陈皮等，服药5 剂后，呃逆渐平，又用前方小和之。

按：呃逆一症，起因甚多，大体有虚实寒热之分，有因气分怫郁呃逆而用橘皮竹茹汤者，有因阳明腑实胃气上逆作呃而用承气汤者，有因胃肾两亏呃逆断续，神情疲惫，时时欲脱而用复脉汤固脱者。本证起因虽由郁怒，投用理气舒肝之法，本无不当，但观其证，却是一派胃寒之象，显系寒邪作呃，所以投理气舒肝之剂罔效，经孟教授改用温中散寒之法而使呃逆迅速平复。所以在临床上辨证主要针对所表现的临床症状，发病的原因可作为参考，但不可仅根据起病原因而推断病因。

口腔疾病

复发性口腔溃疡

1. 肺胃实火治当清肺胃

口腔咽喉疾病虽在一些大型综合性医院列有专科诊治，但在内科门诊上也甚为多见。孟教授对肺胃有热，火热上蒸而引起的口腔急慢性溃疡、牙龈炎、牙周炎、急慢性扁桃体炎、急慢性咽炎、急慢性喉炎等病，每取温病之治法而获佳效。现举例于下。

苏某，女，39岁。1993年7月24日初诊。

主诉：患口疮五年余，反复发作，发则在舌边或口腔内颊有黄白色的溃疡，少则二三个，多则五六个，疼痛非常，遇冷热或刺激性的饮食物时，更觉疼痛难忍。每次发作多在一周以上，稍缓解不久又重新发作。诊断为复发性口腔溃疡，经中西医多方治疗，有时虽能暂时见效，但总不能抑制发作。诊查所见：形体不丰，面色较红，性情急躁易怒，病前喜食辛辣之品，口干多饮，平素大便较为干结，夜寐多梦，舌苔薄黄，舌红，左侧边缘有黄色溃疡二个，左右口颊部各有溃疡一个。脉滑略数。辨证：证由肺胃原有郁热，其口干舌红、便干、脉滑皆是明证。火热炎上，故发于口腔而生溃疡。病程虽长，与阴虚内热而生溃疡者有所不同，前医专事滋阴，郁火不去，恐难中的。治法：清泄肺胃郁火，消肿止痛，用自拟清咽解毒汤。处方：金银花10g，黄芩8g，硼砂

（煅）6g，芒硝 8g，熟大黄 6g，薄荷 6g，僵蚕 8g，甘草 4g，冰片 2g。5 剂。上方每日 1 剂，煎两次，两煎药液混合在一起，一日内分六七次含于口内，至少 5 分钟，然后再咽下。

二诊：药后口腔内溃疡明显好转，原有溃疡已基本愈合，大便较畅。上方继用 20 天，口腔溃疡未有再发。后断续使用本方，三个月后停止用药，多年之患已告痊愈。

按：孟教授自拟的清咽解毒汤是从温病常用方凉膈散结合冰硼散、玉钥匙等方化裁而来的。因口腔肿痛、溃疡每由肺胃热盛而致，故对此类病证之治当主以清泄肺胃之热。该方中用银花、黄芩、甘草等以清解上焦之热毒，病在上位，故用薄荷轻清上扬，以清在上之邪热。硼砂和冰片能清肺、化痰、止痛；僵蚕则擅长解毒散结，与前药合用尤能增其清热解毒之力。本方之特点在于病在上而取之下，故用硝、黄以清泄之，其用硝、黄之意不在于攻下或通便，而是在于导热下行，邪热能趋于下，则在上诸症可解。当然，如原来胸膈间有郁热或大便秘结者，用硝、黄轻泻之后，邪热更能得以外泄。该方的使用也有其特点：除了内服以清泄肺胃之热外，还要强调用药汁含于口内，以加强药物对病变局部的作用。总之，本方在配伍上注重"清上与泻下并施"，使用方法则是"内服与外治并重"，用于临床，疗效卓然。

2. 心火上炎治宜导降心火

复发性口腔溃疡有心火上炎者，其临床表现与肺胃热盛相似，但往往投用大剂清凉而效果不佳，应注意是否属心火上炎之证，治疗宜用导降心火之法。

马某，男，45 岁，教师。1986 年 8 月 12 日初诊。

患口糜（复发性口腔溃疡）三年余，反复发作，每发经月方稍缓解，但时隔半月至一月又再度发作。发时口腔黏膜、舌、唇糜烂，甚则破溃形成点块状溃疡，疼痛剧烈，进食及饮冷饮热时尤甚。西医诊断为复发性口腔溃疡，曾用强的松、维生素 B_2、维生素 C 等治疗，用药后病情暂时好转，但停药后即复发。后因胃痛频发，诊断为消化性溃疡，故不宜再用激素，改用中药治疗。经服用滋阴降火、引火归原等中药方，共计四十余剂，仍不能控制复发。刻诊舌红少苔，舌尖及两侧、颊和唇内黏膜上有大小溃疡八枚，大者如黄豆，小者如芝麻，伴见心烦，口苦，口渴，夜难入寐，梦多易醒，小便短赤。近来胃痛频作，时时泛恶吞酸，心中嘈杂，脉细弦数。证属心火挟肝胃之热上炎，治宜导心火下行，佐以清泄肝胃，拟导赤散合左金丸加减。

处方：生地 12g，木通 5g，甘草梢 4g，大竹叶 15g，飞滑石 15g（包），吴茱萸 1.5g，川连 9g，炒延胡 6g，盐水炒黄柏 5g。5 剂。

二诊：10 月 24 日。患者称服前方后，口中糜烂及溃疡面基本愈合，胃痛亦明显减轻，因工作较忙，又自行按上方取服 5 剂，自谓无所病痛，故未继续来诊服药。讵料过两个月后，口中糜点又现，旋即颊、舌、唇处破溃，其势尤甚于前，现已三天。胃中尚适，无嘈杂吞酸感。仍步前法，前方中去吴茱萸、甘草梢、炒延胡，加肉桂 2g，人中黄 5g，朱灯心 4g，仍服 5 剂。

三诊：1986 年 11 月 1 日。服前方后，口腔溃疡愈合，但舌仍光红，舌尖部破碎，有疼痛感，进热食物时尤甚。伴见口微干，心烦不寐，小便黄赤，脉细弦。该证显然属火热伤阴，当转予育阴清热，仿黄连阿胶汤意。

处方：生地 15g，川连 3g，阿胶 10g（烊化分冲），赤白芍各 9g，玄参 10g，麦冬 9g，莲子心 4g，人中黄 4g，鸡子黄 1 枚（包煎）。

上方连续用 15 剂，口糜、舌尖破碎均愈，心烦亦去，夜寐转安，继以上方减其制，间日 1 剂，用 10 剂后停药，迄今一年余口糜未有复发。

按：口糜一病，有轻有重，有易治者，有难愈者。本例口糜患者自得病后，多方求治，但效果均不理想。其曾投治滋阴降火、引火归原而收效不佳，原因是当时患者心火上亢，以实火为主，故按虚火治疗尚不切病机。对心火的治疗，因心与小肠相表里，故用导赤散引热下行，使心火从小便而出，再加滑石、黄柏以增强泄热之功。对肝胃之热的治疗，主以左金丸，辛开苦降以泄肝和胃，加入延胡以活血理气止胃痛。方中木通、川连、黄柏虽皆为泻火泄热之主药，但用量较小，孟教授多年经验，治此类病证苦寒之品不可不用又不可多用，以其易化燥伤阴，反不利于病情。二诊中去吴茱萸加肉桂，是与黄连配伍为交泰丸，用以清心、引火归原。经治后实火渐衰，但仍有口舌破碎、心烦不寐、舌质光红，是阴液亏于下，心火炎于上之象，故转用黄连阿胶汤，清滋并用，泻南补北，终获全效之功。此法前医曾投用效十剂，其效却不佳，因当时属实火之证，可见对口糜的治疗不可拘于定法，必须区分邪正虚实而施治，方能取得较好的效果。

扁平苔藓口腔炎

——口腔苔藓治从降火导热

石某，男，72 岁。1999 年 7 月 23 日初诊。

主诉：口腔黏膜破溃五年余，口舌生疮破溃久不收口，冷热饮感痛，舌体有"脱皮"感，病情时伏时起，反复发作，经查为口腔"扁平苔藓"，并有白色念珠菌感染，伴有心烦，口干，小便黄赤，舌质较红。长期服用维生素B、维生素C、抗生素、激素等药，迄今未有好转，并有发展之趋势。根据病情分析，心之热毒较盛，上炎于舌，乃用导赤散加蚤休10g，大黄炭4g，人中黄、人中白各5g，玄参12g等。服用7剂后，疮面疼痛稍减，但仍感大便不爽，咽部有时作痛，于前方加白僵蚕10g，大黄炭改用8g，继服14剂，另用锡类散、西瓜霜拌和涂敷疮面。待四诊时症情明显减轻，其后病情逐渐稳定，疮面缩小而基本愈合。

按：此症属于热毒内蕴，心火燔盛，上灼于舌，移热小肠，表里同病，治疗主以清热解毒，导火下行为宜，用导赤散加味，此即自上泄下之意。方中用人中白和人中黄，对于清泄心火，促进病灶消退有重要的作用。在治疗过程中，还用过白花蛇舌草、全蝎等，取其清解毒邪，疏通血络之效。

齿 衄

——齿衄当辨虚实，虚者主以滋阴降火

齿衄在临床上多与其他病证并见，如慢性肝病、血小板减少性紫癜和牙周病等，但也有单纯因齿衄而求诊者。孟教授对这类患者的治疗，强调应辨明虚实，对属实火亢盛者，主以清泄凉血止血，而对属虚火上扰者，则主以滋阴降火之法。

范某，女，36岁，教师。1996年4月16日初诊。

主诉：反复齿衄已三年余，经查血液、血凝指标，均无明显异常。口腔科检查有轻度牙龈萎缩。晨起时齿衄较甚，刷牙时血流较多，平时也有血从牙缝流出，无疼痛感，血色较红，口稍干，不渴饮。平素腰酸，手足心时热。脉细略

数，舌苔少，舌略红。亦属肾阴不足，虚火上炎，治以滋阴降火。处方：生地12g，炒知母10g，炒黄柏8g，玄参10g，桑椹子30g，川牛膝10g，女贞子12g，旱莲草12g，侧柏叶12g，肉桂2g，生甘草3g。5剂。药后齿衄已明显减少，继用原法调治一个月余，齿衄未再发。

按：本例的治疗主以滋阴降火。孟教授治疗用药中每用较大剂量的桑椹子，以为本品对虚火上炎之齿衄有较好的疗效。方中所用少量肉桂是为"引火归原"而设。按一般认为，虚阳上浮才用"引火归原"之法，而本证属虚热之证，亦可用之，在临床上应用后未发现有助热之弊。

附：孟教授手录齿衄病案一则

昔时，余从王少江老师习医，某年夏，一日下午，侍诊于案前，有一李姓妇来就诊，其人年约三十许，自诉牙龈出血已持续年余，血每涓涓而出，牙龈不肿不痛，视其人形体偏瘦，面色晦滞无泽，神气虽衰，但举止自若，一如常人。医药已多，有以为火盛而用苦寒泻火者，有以为血虚而用归、芍补血者，有以为阴虚而用冬、地滋阴者，补泻杂投，却少效验。师诊其脉虚数，舌干绛少苔，遣方予之。病人出，师曰："齿龈出血，有因胃火冲激者，有因肾火上炎者，前者属实，后者属虚，临床表现自有区别，因于胃火者，齿龈多肿痛，其血色鲜而量较多；因于肾火者齿龈多不肿痛，其血色黯或淡，而量较少。若从证候现象观之，前者似重于后者，其实不然，前者属实火，可清可泻，后者属虚热，宜清宜滋。适才所诊病人，肾阴已亏而龙火内燔，故用生地、旱莲草、桑椹子、阿胶珠、白芍、牛膝、胡黄连等育阴清热止血之品，药证未必不合，或能取效于一时，但吾料其人终难久也。越三月，病者村中有人来诊，谈及前次齿衄之病妇已病逝矣，闻后为之一怔，师言果验。因有以问师，何以预知其不治？师曰："汝尚忆及其人之面色否？患者面色黧黑，真脏色露，肾气已绝，肾为人之本，本元既败，所以不能生也。"余唯唯，乃领悟望诊之重要。

胸　痹
——胸痹有因寒瘀起，温散活血辟新径

　　冠心病心绞痛是临床常见病之一，多属于中医学"胸痛"、"胸痹"范围。目前临床上中医的治法甚多，也制成了一些成药。孟教授治疗这类疾病却别开蹊径，所用方药每较特殊。其中对冠心病心绞痛中属于寒实、瘀血所致者，自拟"辛芎二黄汤"，临床上屡用不爽，现介绍于下。

　　张某，女，55 岁。1987 年 11 月 11 日初诊。

　　自诉：患冠心病已五年余，常因受寒或情绪激动而引发，发时则含硝酸甘油片，即可缓解。刻诊：心绞痛呈缩窄痛，或呈明显的压迫痛状，位在胸骨之后，或在左前胸，可放射到左肩左臂。苔白微腻，脉沉迟。辨证：寒瘀互结心络。治法：散寒化瘀通络，用辛芎二黄汤。处方：细辛 4g，川芎 8g，生蒲黄 15g，姜黄 6g。3 剂。

　　二诊：药后痛势缓解。后继服 15 剂，痛势全消。其后虽尚有小发作，但痛势明显轻微，按原方服一二剂即可平复。

　　按：冠心病的临床证型较多，以气滞血凝较为多见，所以治疗多主以活血化瘀，而对寒邪所引起者较少注意。本方

所治之病证为冠心病中属寒瘀性质者，方中用细辛、川芎疏风散寒，走窜和络；蒲黄、姜黄行气滞、活血脉，与上药共奏止痛之效。在临床上尚可根据病情予以加减。如属胸阳痹阻、寒邪壅盛者，可合瓜蒌薤白白酒汤；痰浊盛者，可加半夏；如痛势剧烈者，可加苏合香丸以增止痛之效。

　　孟教授对心病之治积累了丰富的经验，他认为心悸是心脏病中主要症状之一，有因心阳不足的，也有因心阴不足的，其临床见症自有不同。心阳不足者如《伤寒论》中说"脉结代，心动悸，炙甘草汤主之"，叶天士在《温热论》中说得更具体，他说"舌淡红无色者，或干而色不荣者，当是胃津伤而气无化液也，当用炙甘草汤，不可用寒凉药。"心电图检查，提示心动过缓，这是因为心阳不振，无力推动血液循环所致。心阴不足者，如《温病条辨》中说"心中憺憺大动，甚则心中痛者，三甲复脉汤主之。"心电图检查提示心动过速，这是因为心气心液均伤，心失血养无所主所致。心阳不足者宜用炙甘草汤温通心阳；心阴不足者，宜用加减复脉汤滋养心液。此中一温一滋，判然有别。然而临床上有人常以炙甘草汤用于心阴不足证，以复脉汤用于心阳不足证，这在临床上不能不说是误治。同时，孟教授强调：心阴亏虚的心脏病患者，大便多秘，但不可通利，只宜滋润。

胸　胁　痛

——胸胁疼痛治肝胆，辨证应察夹痰湿

　　香附旋覆花汤是《温病条辨》中治疗伏暑、湿温胁痛，或咳，或不咳，无寒，但潮热，或寒热如疟者的代表方。该

方之用是针对暑湿、湿热之邪与体内原有水饮互相搏结而留于胁下所引起的病证，在疏理肝胆方面有其独特的长处。与四逆散相比，四逆散偏于升发，香附旋覆花汤则疏中有降；四逆散仅可理无形之气，香附旋覆花汤则可兼祛肝胆之痰湿。因而对肝胆之气升发太过而夹痰湿者，用香附旋覆花汤为佳。孟教授在临床上用本方治疗肝胆气滞而兼痰湿者，每获良效，现举病例于下。

陈某，男，34岁。1986年2月4日初诊。

主诉：患胸胁疼痛二月余，不能转侧，咳时尤剧，伴胸闷脘痞，嗳气，口淡不渴，苔薄白而滑，脉细弦。证属肝胆气机失调，夹痰湿阻于经络。治当疏理肝胆气机，兼以祛痰化湿。处方：旋覆花（包）8g，制香附8g，全瓜蒌10g，苏子8g，陈皮6g，法半夏9g，茯苓10g，苡仁15g，炒玄胡8g，白芥子8g，姜汁少许。2剂。

二诊：服药后胁痛大减，又进3剂后疼痛消失，后未再发。

按：胁痛的临床证型甚多，本例曾用疏理肝气、清化湿热、通络化瘀等多种治法而取效不著。孟教授诊后认为，该例乃属肝胆气机失调，但非郁滞，而是升发太过，故用四逆散、逍遥散之类不能奏效。另一方面又兼夹有形之邪，但非瘀血，而是痰湿，故用血府逐瘀汤罔效。本例虽病延日久，但尚无化热之象，故用清化之剂并不对证。治疗主用香附旋覆花汤，取其疏利肝胆而能抑其过度升发，并兼能祛痰化湿。方中加白芥子是为增强化痰通络之功，加姜汁以宣通气机。

本方在临床上使用时，还可根据证情灵活加减，如胸胁疼痛较甚，可加郁金、炒玄胡、川楝子等；如肝气上逆犯肺而咳者，可加杏仁、瓜蒌皮、枇杷叶、海蛤壳等；如肝气横逆犯胃而致胃痛胀满者，可加木香、沉香、川朴等。

头 痛

——头痛久发不愈，当察有无痰瘀

痰热壅络

头痛在临床上颇为常见，其中血管神经性头痛所占的比例甚大。其表现特点是：遇劳累过度或情绪激动易于诱发，发作时，一侧或双侧头部剧烈搏动性跳痛，胀痛，或刺痛，或如鸡啄，伴有恶心，呕吐，失眠，烦躁等症状。其头痛且有间歇性反复发作史。据其临床表现，当属中医学"头痛"、"偏头痛"、"头风"等病证范围。其病因相当复杂，其中有痰热壅阻、风阳上逆、血络不和、寒邪外客、气血不足等不同。在临床上，暴发头痛一般较易治，而头痛久延不愈者，往往不易根治。孟教授对于其中属痰热壅阻而头痛多年不愈者，拟定"头痛舒煎"一方，验之临床甚效，现举例于下：

袁某，女，25岁。1987年4月10日初诊。

自诉：头痛已有五年左右，时有发作，痛在前额为多，或后脑、或巅顶不定。痛时呈搏动性跳动，甚则恶心呕吐，经期发作为多，发则痛势较平时为剧。经CT、脑电图、脑血流图等检查，均未有异常发现。近来发作较频，几乎每一二天就要发作一次。刻诊：头痛已发作一天，以左侧为甚，伴有失眠，口苦，舌红，苔黄微腻，脉弦滑。神经系统检查无特殊可记。辨证：属痰热壅阻，血络欠和，不通则痛。治法：清化痰热，佐以活血化瘀。用"头痛舒煎"。处方：炙全蝎4g，生石膏20g，细辛4g，石决明15g（先煎），白僵蚕10g，白附子6g，红花6g，天麻8g。3剂。

二诊：服药后头痛明显减轻，连用20余剂，病告痊愈，随访三年余未有复发。

按："头痛舒煎"是孟教授治疗由痰热所引起头痛实证的一张验方。方中用石膏配白附子清化痰热；石决明、天麻平肝熄风以潜阳；红花则可活血通络；更用细辛上走以助通络止痛之力。该方虽为痰热头痛而设，但对多种性质的头痛灵活加减，也往往可以取得较好的疗效。若呕逆较甚者，加黄连3g，半夏9g，辛开苦降以平逆；如风阳妄动者，可加夏枯草10g以清肝热；如兼眩晕者，可加白蒺藜15g，真珠母30g（先煎）；如前额痛甚者，可加白芷6g；后头痛者，加羌活5g；眉棱骨痛者，加藁本6~9g；如头痛性质属寒，遇寒风则发，可在方中加入川芎15g，淡吴萸3g。据孟教授经验，如寒性头痛久发多年不愈，往往内有蕴热而在外却无热象可见，所以方中的生石膏仍可使用，且与温热之品如川芎、吴萸等相伍，无助寒之弊，而有宣发蕴热之功。

风痰阻络

俞某，女，35岁，1998年4月18日初诊。

自诉头痛十余年，每当月经来潮则即发，呈抽搐样疼痛，多伴泛泛欲吐。服用"止痛片"痛势稍减，经停后自动缓解，曾多次就治，有从疏风散热论治，有用川芎茶调散者，有从化痰平肝论治而用半夏白术天麻汤者，有从气血两虚论治而用归脾汤者。然而纵观病情，其人素性烦躁易怒，头昏胀，显属肝旺，风阳上亢，加之肝郁化火，兼夹痰浊瘀滞络脉所致。当用平肝熄风清火，通络化痰和血之方剂，药取牵正散加味。处方：白附子8g，炙全蝎5g，白僵蚕9g，石膏20g，细辛3g，半夏10g，川连3g，钩藤15g（后下），天麻8g。5剂。

药后，头痛未作，按上方继续调理一月余，随访一年，头痛未再发作。

按：头痛一症，当分外感内伤，外感又分六气，内伤又需分风阳痰阻血瘀。上例头痛由内伤而起，其病情虽较复杂，但以肝阳上亢化风扰于清空为主，同时又兼痰浊阻络，故用上方综合化痰、通络、熄风、清火以收全效之功。所用的牵正散虽是治疗中风口眼歪斜的主方，但对风痰引起的头痛也有较好的疗效，孟教授经常在临床上加减用之。

失　眠
——夜不能眠，当重调治心胆

失眠一症，临床上有时颇为棘手，每每投用酸枣仁、柏子仁、夜交藤等难以取效。孟教授在临床上每从胆心论治，但不拘一法，常能取得良效。下举一例。

罗某，女，38岁。1993年3月21日初诊。

主诉：长期失眠已近五年，素体羸弱，肝木素旺，烦劳过度，数月来彻夜不能入睡，烦躁不安，每用镇静安眠之品，亦不能入睡。诊见舌红苔黄，口苦。诊为胆热素盛，心火独亢，必须清胆火，泄心火，乃用黄连温胆汤加减。处方：黄连 3g，陈胆星 6g，枳实 9g，半夏 9g，山栀 10g，莲子心 4g，竹茹 10g，竹叶心 10g，甘草 3g。

服药后，未见明显好转，依然不能入睡，心中烦，大便秘而不爽，以火邪正盛，用前方加大黄炭 3g 以泻其腑，又服 5 剂，虽有睡意，仍不能安然入睡，但药证尚合，不用更张，仍守原方调治再服 7 剂。待再诊时，病者自言已有睡意，且能安睡 3~4 小时，唯感头昏，口微干，此为火盛阴伤之象，复以黄连阿胶汤，以加强泄火之力，十日后，病者能安睡如常。

按：失眠一症，原因甚多，有因血虚不能养心者，有因胃不和者，有因阴虚火旺者。根据临床所见，本证均非上述原因，所以久治无效。孟教授在诊察该病例辨证时，紧紧抓住舌红、口干、心烦等症，所以断定为胆热心火均盛，火盛必须泄火，泄火必以苦，因此取用黄连温胆汤即为合拍。孟教授还强调指出，对这类患者，在治疗时还应多做疏导工作，解除对失眠的心理负担，尽量使他们在思想上得到放松。同时，在白昼要适当加强活动，不要整天萎靡不振。而到晚上要及早上床休息，不能睡不着就起来走动，以免"散神"而更难入睡。另外，所用的煎剂应在睡前服头煎，且头煎应煎得时间长一些，目的是尽量使头煎的药力强一些，以促进入眠。对这类患者的诊治应有一定的耐心，因一般来说，中药的安眠作用较缓，很难期望服一二剂即能使顽固性的失眠得愈，所以应充分把情况与患者讲清，鼓励其坚持服药。对已有服用西药安眠药习惯的患者，在开始服中药时，安眠药一般不宜立即停用，可在与中药合并使用一段时间后，再逐渐减少安眠药的用量，直至完全停用。

郁　证

——郁证固多由气起，且察痰湿郁热和体虚

郁证的发生多缘于肝郁气滞，但在临床上经常会遇到一些较复杂的病例，投用一般的舒肝理气剂，疗效不佳。究其原因，主要是致病因素并非单纯的气滞所致，往往兼夹有痰、食、瘀等邪，而且有的还与正气虚衰有关。孟教授对这类患者的治疗，每在主用四逆散疏理肝气的同时，兼重治疗其他兼夹之邪，更加上耐心的心理疏导，往往取得较好的疗效。以下举一验案为例。

施某，女，38岁。1995年3月6日初诊。

患者素性肝木偏旺，情志不舒，气机郁滞。郁久则生痰，每感胸闷，常欲叹息，饮食减少。近日来不时作嗳，夜寐不宁，恶梦纷纭，精神恍惚，脉弦，苔薄腻。证属情志所伤，肝气郁滞，痰气交阻，心神失安。治以理气化痰解郁为主，佐以安神宁志，拟四逆散合百合知母汤加减。

处方：柴胡6g，枳实6g，白芍10g，甘草5g，川百合20g，知母10g，黄郁金6g，青皮6g，煅赭石15g（先煎）。3剂。

二诊：服药后，症情无大进出，终日精神抑郁，神志恍惚，沉默少语，胸闷而时有烦乱感，时时嗳气，不思饮食，甚至恶心欲吐，月经已愆期二月余，苔薄黄，舌质较红，脉弦滑。观此症，脉主为肝郁，滑主多痰，上方与证尚合，无

须大改，仍予解郁化痰之法。但细析其症，既有心烦、舌红，提示内有郁热，故仍守四逆散且合左金丸加减。

处方：柴胡 6g，枳实 6g，白芍 10g，甘草 4g，吴茱萸 2g，川连 2g，炒川楝子 10g，法半夏 10g，黄芩 6g，姜竹茹 10g。7 剂。

三诊：7 剂药服后，肝气郁结诸症似有减轻，但时觉头痛，头部时有烘热感，性情与前亦有不同，可见时时烦躁易怒，并有嘈杂吞酸，大便秘结，苔黄舌红，脉弦而数。综观此证，显然有气郁化火之象。治法当以清肝泄热为主，方用四逆散合黄连温胆汤加减。

处方：柴胡 6g，枳实 6g，赤白芍各 10g，碧玉散（包煎）15g，川连 2g，丹皮 9g，山栀 6g，法半夏 9g，姜竹茹 10g，更衣丸 6g（另吞）。7 剂。

四诊：服前方后，大便畅通，热从下而泄，火热之象大减，情绪渐安定，有时已有言笑，但心神仍不安宁，睡眠欠实，舌质偏红，苔少。此乃心营亏损，血不养心，予甘麦大枣汤合百合地黄汤加味以善其后。

处方：甘草 5g，淮小麦 20g，酸枣仁 15g，生地黄 15g，百合 20g，紫贝齿 20g，大枣 7 枚。20 剂。

五诊：前用养心安神之剂，颇合病机，诸症均见大减，已基本恢复正常，嘱其再按原方服 20 剂，以巩固疗效。三月后随访，病已痊愈。

按：郁证是由于情志不舒、气机郁滞所引起的一类病证，所包括的范围很广，如郑守谦说："郁非一病之专名，乃百病之所由起也。"朱丹溪亦有"六郁"之说。在临床上所见多以气郁为主，所以治疗主以舒肝理气解郁。但往往投用该法并不能取得满意的疗效，这就要注意其发病的复杂性。较为常见的是兼夹有痰湿、郁热，而且患者体质也多见正虚，还有的患者兼有瘀滞等其它病邪。因而在治疗时，应根据其不同的病原，投用祛痰化湿、清解郁热、调理体质之品。本病大多数属于现代医学中所说的神经官能症、忧郁症、更年期综合征等疾患，尤以妇女为多见。本病例，病起于情志抑郁，以致气机郁滞，所以在治疗时主以四逆散以调气机、化痰、解郁，佐以百合知母汤，用以平补其虚，安神宁志。二诊时，前述诸症未见明显消退，并见肝逆犯胃之象，如呕恶、心烦不眠等，"胃不和则卧不安"，故仍守原方，并根据其内有郁热之征象而加用左金丸苦辛开降。三诊时，中焦气郁证象稍退，但肝郁化火见症更为明显，故重用苦泄之法，故仍用原方，并合温胆汤主之。此时所出现的便秘并非阳明腑实证，只是因肠热气滞而致传导失司，大便难以自解。对该证之治不能用硝、黄之攻逐，而仅参以更衣丸，取其润燥解结而通便。及至四诊时，因用清泄内在郁热之法，诸症均趋好转。但因病已牵缠日久，故仍见有肝郁心神失宁之象。从其临床表现来看，有神思不定，睡眠不甚安稳的症状。《素问·脏气法时论》中有明示："肝苦急，急食甘以缓之"，所以投以甘麦大枣汤合百合地黄汤，再加酸枣仁、紫贝齿等，共奏滋补、柔肝、宁心、安神之功。服后症情日见好转，终于得到痊愈。从本案之治来分析，抓住了肝郁这一主要病机，投以四逆散为主方，同时又根据病机灵活变通，尽管病情有时变化不大，但仍守方不变，终于取得较好的疗效。孟教授在临床上经常用四逆散加味治疗各种肝气郁结所致的疾病，只要用之得法，无不取得较好的效果。

癫　痫

——治痫当辨虚实，实者多用劫痰之法

陆某，女，20 岁，未婚。1994 年 6 月 19 日初诊。

患癫痫已两年有余，发作无定时，有时一日二三次发作，有时数月一发，发时，卒然昏倒，手足抽搐，口吐白沫，常发出类似猪羊叫声，有时小便自遗，然移时复醒，除感疲乏外，其余如常。患者服药治疗多年，但不能根治，因此采用礞石滚痰丸，合蒌贝温胆汤及白金丸，令其连服十余剂。再诊时，已经一二月未发，于前方再加石菖蒲、明矾等，同时配以定痫丸。再就诊时，已逾半年，此间病者云未曾大发，嘱其服定痫丸、白金丸以巩固疗效。后随访二年余未有发作。

按：本症的发生原因多不明，其中多久病入络，络脉瘀滞，所以反复发作而不易治疗者，更难以取得根治的效果。孟教授认为，对本病的治疗，一般多以化痰为主，虽有一定疗效，但疗效难以满意，究其原因是因为久病入络，仅按化痰论治则很难收效，必须化痰通络活血综合治疗，可望收效。因一般的化痰之品性较缓而难以攻逐顽痰，所以多用劫痰之剂，所用药物的药性较猛，如体实者无妨，如体弱者，则须慎重。且临床上也可见到因虚而发癫痫者，更不可妄用攻伐之剂。

耳 鸣

——少阳经痰热为耳鸣之因，蒿芩清胆汤属对证之剂

陈某，男，41 岁。1998 年 12 月 6 日初诊。

主诉：耳鸣数月，经多所医院诊治未见明显效果。除用过西药外，还服用中药十余剂，所用方多为补益肝肾，平肝潜阳之品，但投用滋填之药后，不仅未见症情减轻，耳鸣反而加重。病者嗜酒，饮酒后更显耳鸣如轰，且伴听力减退。刻诊：病者面色潮红，目赤，耳鸣不已，心烦，口干苦，舌红苔黄腻，有时泛恶。病属肝胆热盛，痰浊内阻，乃用蒿芩清胆汤。处方：青蒿 10g，黄芩 10g，佩兰 9g，枳实 10g，法半夏 9g，川连 3g，炒竹茹 10g，碧玉散（包）15g。5 剂。服药后耳鸣减轻，其他症状亦减。乃用前方再加陈胆星、石菖蒲，又服十余剂，症状逐渐消失，听力恢复如常。

按：耳鸣一症，大体有虚实之分。耳属肾，肾开窍于耳，耳鸣多为肝肾亏虚引起。本证却因胆热炽盛，痰热内扰所致，证候属实，宜用清热化痰之法，借用了《通俗伤寒论》的蒿芩清胆汤而取得较为满意的疗效。由于前医辨证不确，投用了滋填之剂，无怪不能收效。由此可见，虚实不同，治法亦各异。但本证在临床上每易夹风痰为患，即使伴有肝阳化风上亢，此时当需在清化痰热之中配合平肝潜阳之品。

肾病（过敏性紫癜性肾炎）

——凉血活血宜配祛风之品

王某，女，13 岁。1999 年 3 月 17 日初诊。

患病多月，初起时形似感冒，恶寒发热，咽喉痛，继而身发紫癜，经查小便有红细胞、蛋白，血常规未见明显异常，诊断为过敏性紫癜性肾炎。曾在儿童医院治疗，西医主用激素，服药近四个月，患儿脸部满胖，皮肤紫癜愈来愈多，以下肢为甚，前来门诊就治，要求中医治疗。检查尿常规：蛋白（＋＋＋），红细胞（＋＋）。辨证属血热内盛，外溢肌肤，内损肾络。拟用犀角地黄汤加味。处方：生地 20g，丹皮 5g，赤芍 8g，大黄炭 6g，蝉衣 6g，益母草 15g，甘草 3g，银花炭 9g，玄参 9g，蒲黄炭（包煎）9g。服药 7 剂后，皮下出血明显减轻，斑色渐淡，尿蛋白（＋）。于是按前方加减继续用，调治三个月，尿常规检查已全部正常，皮肤紫癜消失。

按：此证较为复杂，一面肾脏损害，一面皮下出血，治疗不能单治一边，既要补益肾气，又要凉血止血。方中用大黄炭目的不在攻下，而在活血化瘀，取瘀去新生之义。对本证的治疗不宜偏补偏泻，更不宜温燥伤阴。方中用蝉衣亦是孟教授治疗肾炎的经验之一。余在 20 年前随孟教授门诊时，就见其对慢性肾炎患者每加入蝉衣，当时询问之，答曰：肾炎最怕反复感受风邪，每感一次，病情必有反复，所以加入蝉衣辛凉散风之品以防之。后在治类似病证时每效之。多年后见有文献报道，蝉衣对肾炎尿蛋白的消退有一定的作用，更感到孟教授之用蝉衣寓有深意。

　　孟教授对肾病的治疗积累了丰富的经验，他认为慢性肾炎是不易彻底治愈的一种疾病，如肾实质损害太重，可酿成尿毒症而危及生命，但如能及早坚持治疗，也可改善症状，少数患者也能趋向痊愈。所用治法应按病变的不同阶段用药：在急性发作期，可用浮萍、荠菜花、蝉衣、苏叶、益母草为基础方以疏风行水，在病变过程中，如浮肿、蛋白尿较重时，可用黄芪、生熟地、蝉衣、淮牛膝，再适当选用温阳益肾之品，如菟丝子、破故纸、鹿角片、仙灵脾、桂枝等；如尿中见有红细胞者，可加大小蓟；如有湿热见症者，加六月雪、知母、黄柏等。近年来用雷公藤或其制剂治疗本病，确能在改善症状、巩固疗效方面起到一定作用，但应注意使用剂量和疗程。在中药中很难指出某种药能消尿蛋白，某种药能治管型，应遵循辨证施治的原则，以期收到一定的疗效。

乳糜血尿

——乳糜血尿虽难治，益肾清利每奏效

　　马某，女，41岁。1979年9月20日初诊。

　　主诉：有乳糜血尿史，八年前经治已愈，近年又复发作，尿血肉眼可见，或尿呈乳白色，伴腰痛。尿检：红细胞（+++），乙醚试验阳性。曾在多个大医院求治，使用过近一年的中西药而病情未能控制。诊见形瘦，素性急躁，善烦，自感病情反复，顾虑较多，情绪颇为低落，食不甘味，眠不能酣，舌质偏红，苔薄黄，脉细数。肾气虚而湿热内蕴，拟清利为主，少佐益肾。

处方：小蓟 10g，蒲黄炭 10g，荠菜花 20g，淮牛膝 12g，阿胶珠 10g，益母草 15g，生地 12g，茅根 20g。5 剂。

二诊：前投益肾、清利之剂，尿血渐少，惟乳白尿未见消失，腰痛颇甚，苔脉如前。拟清利与固涩并投，参以益肾。

潞党参 10g，黄芪 9g，川萆薢 12g，水蜈蚣 20g，益母草 15g，荠菜花 15g，芡实 15g，金樱子 15g，淮牛膝 12g。5 剂。

三诊：服前方药，血尿及乳白尿均明显减少，然停药后或稍劳累，则血尿与乳白尿又复增多，腰为肾之府，腰脊酸楚颇甚，其为肾气亏虚可知，治当重在益肾，稍予清利。

水蜈蚣 30g，益母草 15g，荠菜花 15g，补骨脂 12g，川萆薢 10g，菟丝子 12g，淮牛膝 12g，乌药 5g，益智仁 5g，川断 10g，芡实 15g。5 剂。

四诊：前投补益肾气，固涩与清利并用之剂，症情明显好转，小便检查均阴性，精神转佳，饮食亦增，乃守原制继进。

上方服 15 剂后，尿常规正常，乳糜血尿均消失，症情未见反复，再按原方减其制，继服 15 剂巩固疗效。历时二年余，迄未复发。

按：乳糜血尿与祖国医学中膏淋、尿浊、尿血颇相似，其病因病理，一般多为湿热下注蕴结膀胱所致，湿热之所以下注，又往往与脾虚肾亏有关。本病例病情较重，曾在多处医院治疗而罔效，患者体质渐弱，来求孟教授诊治时，孟老抓住其病因系湿热，病变在脾肾，因之法取清利，用小蓟、水蜈蚣、益母草等以解热利尿止血，并少佐益肾之品。药后尿血减少，但乳白尿未消失，因转以清利与固涩并用，寓收涩于清利之中。药后，血尿及乳白尿均明显减少，唯疗效不能巩固。病者自觉腰痛颇甚，"腰为肾之府"，"肾司二便"，肾虚为本，湿热为标，虚实夹杂，乃转以益肾为主，取补骨脂、菟丝子、川断、牛膝之品参以清利，寓清利于益肾之中，自此，血尿与乳白尿均不复见，尿检亦均正常，且疗效巩固，可见治肾实治病之本也。

痹　证
——痹证久顽难取效，当从痰瘀阻滞治

苏某，女，27岁，工人。1998年4月12日初诊。

主诉：患手足关节疼痛三年余，在西医院诊断为"风湿性关节炎"，经针灸、中西医治疗效果不稳定，停药则病情加重。来诊时以双手腕关节、大指关节、膝关节和踝关节疼痛为主，伴微肿，患处有轻度压痛，痛势遇寒尤甚，得暖则缓，行走时疼痛较剧，而需人搀扶。平素四肢清冷，口中时泛清涎，大便偏溏。脉沉涩细小，苔薄微腻，舌质暗红。证属素体阳虚，寒湿痰瘀阻滞关节。治以温阳祛寒、化湿祛痰通瘀。方用麻附细辛汤加味。处方：麻黄6g，熟附子6g，细辛6g，威灵仙10g，红花9g，白芥子6g，法半夏9g，乌蛇10g，川桂枝8g。服7剂后复诊，痛势已大减，关节肿势已退，行走自如，但关节活动时尚有疼痛感。上方加醉地鳖虫6g，继服7剂后，关节疼痛基本已解。后以本方继续加减服药两个月后，症状已全部消除，遂停药。一年后随访，关节疼痛一直未作。

按：该病例因阳虚寒湿的症状较明显，以前的医生曾长期投用温阳祛寒之品，如羌活、独活、防己、川乌、草乌等，不可谓不合，但往往只能取得暂时效果，其原因值得推敲。分析前医用药，仅从阳虚寒湿论治而忽略其痰瘀之存在，可能是治疗不理想的原因。而本患者的痰瘀见证有舌象、脉象为证，所以孟教授在用温阳祛寒湿之同时，配合了化痰祛瘀之品，用后疗效明显而能稳定。虫类药对顽固性的痹证有较好的疗效，所以对较严重的痹证，还可用全蝎、地龙、白花蛇、蜂房等虫类药，只是这类药物价格不菲，长期服用对一般患者来说较困难。孟教授在治疗这类患者时，每让患者把汤剂制成丸药或药酒，以便长期服用，而花费相对要少一些。

月经不调

——经漏补涩疏通不应，可从调治奇经入手

赵某，女，32 岁。1994 年 12 月 7 日初诊。

患者近三年来曾大产一次，人流两次，其后月经先后不一，有时超前，有时停经四五十天，月经量多，血流如注，色或深或淡，常淋漓十数日不断。患者面色萎黄无泽，微浮，呈贫血貌，心常悸动，睡眠不安，心慌易躁。曾就医于某医院中医诊治，常规处方，无非补肾之剂，且重在收涩，所用药物如熟地、萸肉、龙骨、牡蛎、莲须、芡实等。但药后出血未见明显减少，病者身体日弱，动则气短，头目昏花，舌偏淡，脉细弱。检查红细胞、血色素等均明显低于正常。

证属血虚肝旺，肝血失藏，脾不统血。对该证之治，当务之急为补血、摄血止血，乃予归脾汤加减，佐以收涩之品。

处方：上潞党 15g，黄芪 20g，当归 10g，甘草 4g，茯苓 12g，酸枣仁 15g，远志 9g，木香 4g，龙骨（先煎）15g，牡蛎（先煎）15g。7 剂。

二诊：前方服后，心悸少定，精神少振，但经血仍未见止，量亦未见减少，患者颇以为忧，担心如此出血过多，日后将何以为堪？连投药饵，固涩不应，补血亦不应，何也？事之棘手，究在于何？窃思八脉隶属于肝肾，此为病之本所在，故转以调补肝肾入手。当然，补血、收涩之品亦不可少。即投自拟益肾固冲汤加减，以观动静。

处方：生熟地各 15g，山萸肉 12g，菟丝子 12g，川断 10g，龟板（先煎）12g，龙骨（先煎）15g，牡蛎（先煎）15g，黄柏 4g，旱莲草 15g，血余炭 6g。7 剂。

三诊：服前方后，月经已净尽，余症亦见轻减，仍按前方稍事加减，再续服 7 剂。

四诊：经近一阶段的调治，症情已趋好转，诸症悉减，面色已现红润之色，神气亦渐复，心悸等症随之而渐平。仍嘱前方再服 7 剂，间日服一剂，以巩固疗效，并嘱佐服大补阴丸及归脾丸，日服二次，每次各服 2g。其后，月经的期量均较正常，诸症亦去，身体康复而愈。

按：本例西医诊断为功能性子宫出血，认为是由于卵巢功能不正常而引起的，属中医学所说的崩漏范围内的一个病。中医学认为其发病因素主要与肾、肝二脏有关，又常涉及心、脾等脏。究其证候属性，有血热，有气虚，也有血瘀等不同，因而对其之治法也不可固执于一法，必须针对寒热虚实缓急而调之。前人曾提出，应遵循塞流、澄源、复旧三个法则，也就是止血、清热、益气等治法，从而总结出暴崩宜止、久漏宜清、复旧宜补的说法。

本病例属于漏证，在初诊时，前医因其漏而用固涩止血之法，不为不合，二诊所用补气摄血法，亦在规矩之中，然均不应，令人费思。对此，孟教授认为本证系冲任督带奇经不能固摄，八脉隶于肝肾，故对本证之治应从调冲任、补肝肾入手，于是投用自制益肾固冲汤加减。方中用生地、熟地养血，山萸肉、川断、龟板、菟丝子、潼蒺藜等以补益肝肾，龙骨、牡蛎则可益肾固冲，更以旱莲草、血余炭寓止血于补益肝肾之中，加强协同止血作用。方中用小量黄柏，固然取其清热之效，但该方中用这味药，又兼有固必兼导之意。投用本方后，因药证相符，故即时取效。对本证的治疗，见血止血、见虚投补，虽是治疗之大法，然病在肝肾，徒事补虚止血，不能切中病之本，故无怪其不能应手而效也。

经漏一症，其因多端，其治不一，未可一见其气血亏弱，而概以益气养血为能事。前人谓"固必兼导"，本证于补肾固涩剂中，少加黄柏之用，寓有利导之意，且因血虚以生热，用黄柏又取其退热而坚阴也。而所谓"通"，其意较为广泛，除了疏通祛瘀属通外，导热下行亦体现了"通"之意。

恶露不行

——产后恶露不行，祛瘀还须察外邪

杨某，女，28岁，工人。1992年4月12日初诊。

产后五日恶露不行，行亦腹中稍有阵痛，伴有形寒恶风，项背强几几。此为营卫不和，气血瘀滞，法当调和营卫，行气和血为法，方用葛根汤合生化汤。处方：葛根 10g，防风 9g，桔梗 9g，麻黄 5g，赤白芍各 9g，甘草 3g，桃仁 10g，当归 10g，川芎 9g，炮姜炭 3g，益母草 15g，红花 9g，生姜 3 片，大枣 5 个。服药后寒热恶风之象渐退，不时汗出，恶露渐行，有块，色不鲜，量亦不多。显然营卫尚未和谐，瘀血未尽，于前方再加生黄芪、焦山楂，加强调和营卫，行气活血之力，再服 7 剂后，寒热退平，恶寒行后渐止而愈。

按：对产后恶露不行之症，当以祛瘀为大法，生化汤是其代表方。但在临床上，由于产后体质虚弱，外邪易乘虚而入，所以应注意本症是否有兼夹之邪。以本案为例，在恶露不行之同时，又有外邪侵犯之象，根据临床表现，辨证为寒伤营，风伤卫。产后百脉空虚之体，理应调和营卫以退寒热，但又见气滞血瘀之象，其用药又不可畏体虚而滥用补剂，必须行滞和血，疏解外邪并施，虚实并用，方能见功。

产 后 痿

——产后阴血亏损而感邪，患痿治从先清后滋

陈某，女，32 岁，教师。1993 年 9 月 13 日初诊。

新产十余日，百脉空虚之体，摄生未慎，致新邪袭入肺卫。初起见头痛，形寒，身热入暮为甚，咳逆上气，咽痛，口干，舌红苔黄，脉浮数。测体温 29.5℃，查血象：白细胞 13000/mm^3，中性 82%。证属邪在卫表，宜予疏解，投用桑菊饮加味。

处方：桑叶 10g，菊花 8g，连翘 12g，杏仁 9g，大贝母 10g，薄荷 6g（后下），甘草 4g，芦根 20g。3 剂。

二诊：服前方药，形寒已去，但热势转甚，咳嗽加剧，微喘，痰白而粘，胸闷，心烦口渴，舌红微绛。证属卫表之邪虽解，肺胃之阴渐伤。治当清热润燥，养胃润肺，主以清燥救肺汤。

处方：南北沙参各 12g，桑叶 10g，生石膏 20g，杏仁 9g，麦冬 10g，川贝母 5g，阿胶珠 10g，黑芝麻 15g，枇杷叶（包）10g。3 剂。

三诊：前用清热润燥、滋养肺胃之法，药证不为不合。肺受热灼，津液受伤，肺津不能转输于四肢百骸，以致经络筋骨失于濡养，突然手足痿软不用，尤以两足为甚，不能步履，此即所谓"肺热叶焦，则生痿躄"之证。并见口渴心烦，咳呛喉干，小便短赤，舌红带绛，脉细而数。津液已伤，邪热正盛，再予清燥救肺汤合三妙散。

处方：南北沙参各 12g，生石膏 20g，阿胶珠 10g，黄柏 5g，川牛膝 10g，苍术 6g，麦冬 10g，杏仁 9g，川贝母 5g，甘草 4g。5 剂。

四诊：药后邪热见退，然津液未复，两腿仍痿软无力，不能站立，行动受限，胃纳较差，舌质红绛，舌上少津。此病若津液不复，则病难有起色，拟加减复脉汤合大补阴丸。

处方：生熟地各 12g，白芍 10g，龟板 15g（生煎），黄柏 5g，怀牛膝 10g，怀山药 12g，生苡仁 12g，阿胶（烊化分和）10g，麦冬 10g。10 剂。

五诊：邪热已退净，惟两腿仍觉无力，站立较为困难，舌质红而干，脉细而数。显然为津液尚未全复之象，再守原方，前方再服 15 剂，隔日服一剂，并配合成药调治，予大补阴丸、健步虎潜丸，常规服用。

六诊：在服上方期间，两下肢逐渐有力，已能自己站立缓缓行走，舌质仍较红，但舌上有津，已无绛色，脉亦和缓。津液渐复，病情已趋好转。仍以上述成药调治月余后基本康复。半年后随访，已如常人。

按：痿证指肢体筋脉弛缓，手足软弱无力，日久渐致肌肉萎缩，不能随意运动的一类疾病。临床多以下肢痿软为多见，故又称"痿躄"。痿证的发病原因，大多起于肺热伤津，少数由于湿热浸淫所致。本病例则缘于产后，百脉空虚，又感受新邪，在表之邪内传于肺，致肺热亢盛，灼伤肺津，肺津大伤，则不能输精于五脏六腑，筋脉失于濡润，故而形成如《内经》所说的"肺热叶焦，则生痿躄"之证。

对本证的治疗，体现了先清后滋的原则。本病例初起，形似风温，所以其治疗从清解风热之邪入手，投予桑菊饮加味。但与一般风温病又有所不同的是，本病例由于风邪传变较速，加之体内津液原已不足，所以很快就可以出现肺燥津伤之变，此时治以清燥救肺汤，重在清解热邪，润养胃阴肺津。但其病势较重，药物未能完全遏制其发展，阴津损伤愈重，肢体出现痿软不用，且其势日重，乃投以大补阴丸合四妙散，佐以山药、苡仁以补益脾胃，符合"治痿独取阳明"之旨。当病延日久，伤及肝肾之阴之后，已属邪少虚多之候，此时津耗血亦虚，即张景岳所说"元气败伤，则精虚不能灌溉，血虚不能营养"。故此时之治转用加减复脉汤，主以滋养精血。经多日调治将息，气血渐充，痿证日趋好转，后以虎潜丸合大补阴丸而获全功。

综观本证，病先在肺，而后及胃，终至肝肾，病情可谓沉重，变化可谓复杂，而其治疗则不失时机地根据病机的变化、邪正的消长而灵活选用方药，故能取得痊愈之效。如只见邪实而一味祛邪，或只见痿躄之虚而一味填补，则不能符合治疗之大法矣。

产后便难

——产后便难多责之津血不足，不宜攻伐而主以生津养血

曾某，女，28 岁，职员。1995 年 4 月 3 日初诊。

二月前产后大便干结难解，腹胀，口干，小溲黄，纳尚可，曾服果导及外用开塞露，当时效尚可，移时又秘，舌质干红，少苔。此为产时失血过多，血虚津亏，肠腑津液不足，失于濡润，宜养血生津、濡肠润便为治，方取麻仁丸加减。处方：火麻仁 15g，生熟地各 15g，首乌藤 15g，玄参 15g，麦冬 10g，桃仁 12g，枳壳 10g，柴胡 6g，当归 12g，肉苁蓉 10g，紫菀 10g，制军 3g，柏子仁 15g。7 剂后大便通，较前顺畅，唯有时仍较干，以前法继进，以固疗效。

此症为产时失血伤阴，肠道津液不足，失于濡润，故致大便难，治疗当津血同治，治以生津润肠，养血活血，同时伍以开肺理气之品，津血足，腑气通，则大便易下矣。因产后津血大虚，所以对产后便秘不能贸然投用攻下之剂。上方中虽用大黄，但却是用了制大黄，且用量仅 4g，可见该方主要是重用养阴之品，而不是用大黄来攻下。方中配合了理气之品，是孟教授对阴虚便秘治疗强调要"增水行舟"与"鼓风扬帆"结合思想的体现。

精 少

——精少不育有从脾肾治者

在温病的后期，每有肝肾阴虚、脾肾阳伤之病证，故在温病书中调治脾肾之方甚多，孟教授每把其中有些方剂用来治疗杂病中的有关病证。如脾肾两伤为临床常见的虚证，可见于多种病证，而《温病条辨》中的双补汤为治脾肾两伤者最为稳当之方。该方原为治脾肾阳虚之久痢便溏而用，用药看似平淡无奇，其实配伍得宜，药性温和，无偏颇之弊，其健脾而性不燥，温阳而不伤阴，临床上可广泛用于脾肾两伤之胃痛、腹痛、反胃、呕吐、久痢、久泻、遗泄、阳痿、腰痛、眩晕、水肿、二便失禁、妇人白带、不孕、不育等许多病证。现举一例于下。

陈某，男，31 岁。1985 年 7 月 28 日初诊。

结婚四年未育，爱人身体健康，检查无异常发现。本人作精液常规检查，精液量少而清稀，精子含量 1500 万 /mm^3，活动力差。伴有四肢欠温，入冬下肢彻夜不暖，头晕，腰膝酸软，食后腹胀，便溏，舌质淡，脉沉细。证属脾肾阳衰，脾虚则不运，肾虚则不能生精。治当温补脾肾，先后天得充则无精少之虞。处方：潞党参 10g，怀山药 10g，茯苓 10g，补骨脂 8g，吴萸肉 8g，巴戟天 8g，菟丝子 10g，肉苁蓉 10g，五味子 5g（杵）。

本例服上方 10 剂后，四肢不再清泠，便溏、腹胀亦除。以后每月服 20 剂，继用 5 个月后，爱人已怀孕，遂嘱停药。复查精液，精子含量 1000 万 /mm^3，活动良好。

　　按：男子精少是不育症的常见原因，其治疗多从补益先天肾入手。本例曾长期多方治疗，究其用药多属滋填之品。孟教授从其肢冷、便溏、舌淡、脉沉细等见症出发，诊为脾肾阳衰，转以温补为大法，但用药温而不燥，且又佐以益阴之品，故有较好的疗效。

　　在用该方时，随病情而对药味进行加减。如用于治痛证时，常加木香、玄胡；治胃气上逆时，每加金樱子、肉豆蔻、煅龙牡等；在治腰痛时，每加杜仲、桑寄生、怀牛膝等；治眩晕时则加入潼白蒺藜、菊花、枸杞子等；治水肿时加猪苓、泽泻、车前子等。

湿　温

——湿温之治主在芳化

　　陈某，男，40 岁。1975 年 9 月 18 日初诊。

　　患病五日，头痛昏重如蒙，寒热较重，有汗不解，体温 39.8℃，胸闷不思饮食，舌苔白腻，脉象濡数，经化验检查：肥达反应（＋）。诊为湿温病，属湿热在表，宜用芳香化浊，乃投藿朴夏苓汤加减。处方：藿香 10g，佩兰 10g，杏仁 10g，白豆蔻仁 6g（后下），薏苡仁 15g，茯苓 10g，半夏 9g，滑石 18g，生甘草 3g。5 剂。

　　二诊：前投芳化之剂，湿邪渐开，身热渐退，但舌苔后半仍厚腻，渴不欲饮，日暮身热较甚，以其湿邪尚未全化，投三仁汤加味。7 剂。

　　三诊：服前药后，湿开热透，身热渐退，但胸闷不舒，不思饮食，颈腹部白痦遍布，破之有浆，显然气阴未败，余湿未尽，再投三仁汤合薏苡竹叶散，清化余邪，再服 7 剂后，霍然而愈。

按：本证为湿热在表，宜疏解，但不可用辛温如羌、防、麻、桂之品，又不宜用寒凉如银、翘之凉遏。故前人有湿温之邪非寒邪之一汗即解，温热之一清即退之说。湿热在表当需辨明湿邪与热邪之孰轻孰重，湿邪偏盛者宜用芳化，用藿朴夏苓汤，湿邪较轻者，宜用三仁汤，以甘淡利湿。湿为粘着之邪，必须舒展气机方能气化则湿化，故多以藿朴夏苓汤或三仁汤加减治之，朴、蔻均不宜删去，而取其上宣、下导方能使湿热分解。

温病神昏

——治神昏当究其病原，釜底抽薪每奏奇效

张某，男，28 岁。1991 年 3 月 15 日初诊。

发热五日，据云：发病之初有恶寒，身痛无汗，当时以为感冒，自服 APC 两片，服后出汗，热稍退，但不久热势再起，遂就诊于某中医院，处以发汗透表之剂，热未见衰而反渐增剧，故改来本院诊治。查血象：白细胞 12000/mm^3，中性 85%。现恶寒已罢，身热尤以下午为甚，测体温 39.8℃，伴心烦，干恶，舌苔薄黄，脉数微滑。此为邪已进入气分，值此春日阳升木旺之时，病邪有迅速化燥之势，法当清泄气热，透邪外达，方用栀子豉汤加味。

处方：淡豆豉 10g，黑山栀 8g，瓜蒌皮 10g，川通草

4g，蝉衣 9g，杏仁 9g，芦根 20g。2 剂。

二诊：服前方后，始觉症状有所激起，但从昨日夜间起，有里热转盛之象，口干欲饮，腹部胀满，已有五日不大便，时见神识不清，间有谵语，舌苔黄燥，中起芒刺，脉转沉实有力。前人谓："从来神昏之病，皆属胃家"。已有腑实之证，当予通腑之法，拟承气法。

处方：川朴 2g，枳实 6g，生军 4g，芒硝 6g，全瓜蒌 12g，连翘 15g，黄芩 8g，大竹叶 20g。2 剂。

三诊：前因邪从燥化，已成腑实之证，故投用承气以清泄里热。服药后，虽得大便通利，但邪热仍未得清，仍时神昏，舌謇肢厥，苔仍黄燥有刺，舌红而绛，躁动不安。综观症情，当非单纯腑实之证，系心包同时受邪，故徒事攻下而收效甚微。立法予攻下与开窍合用，仿吴氏牛黄承气法。

处方：玄参 12g，麦冬 10g，生军 4g，陈胆星 2g，莲心 4g，连翘 15g，竹叶 20g。另用安宫牛黄丸 2 粒，日服 1 粒，化服。2 剂。

四诊：邪入心包与阳明腑实同病，前予牛黄承气合清宫汤法，邪热减而神志清，苔化而舌亦转润。惟邪未尽解，守前法而小其制，以清涤余邪为治。处方如上，去安宫牛黄丸。3 剂后诸症均解，病乃告愈。

按：热病神昏，原因不一，有因热结阳明者，有因邪犯心包者，有因蓄血或热入血室者，有因湿浊蒙蔽清窍者，病机不同，治法各异。本例西医诊断为败血症，其来势凶猛，传变极快，邪热鸱张，已成燎原之势，邪热遍及气营内外，又闭于心包，结于肠腑，所以其治应当机立断，投以重剂，所用之法集白虎、黄连解毒、承气等方于一体，并配用凉营之水牛角、开窍之牛黄丸。孟教授用药素以轻清见长，但对于这类重证，所用之药迥然有异。他在总结此案时强调，对重证之治，决不可迟疑不定，或以小剂应付，否则杯水车薪，必然无济于事，反致偾事。

本证之神昏，除见腹满胀痛、大便不行等阳明腑实证外，且伴有舌謇肢厥，是邪热已犯心包矣。然则，邪热既传阳明，又犯心包，其治法又当如何？吴鞠通对此有明言："邪在心包阳明两处，不先开心包，徒攻阳明，下后仍然昏惑谵语，亦将如之何哉，吾知其必不救矣"。据此，神昏因于热结阳明而又犯心包者，当先予开窍，继而攻下，或开窍与通下并用。本病例在二诊时，仅重视了阳明腑实，而投用通下一法，无怪乎不能奏效。而在三诊时，转予开窍合攻下之剂，佐用安宫牛黄丸以加强开窍之力，药后即获热退神苏之效。于此可见，治疗之取效与否，取决于辨证之是否正确，其辨证之重要性亦可知矣。

孟教授认为，神昏的产生原因很多，病机不同，必须分别论治。治疗中，固然需要开窍，但不能以开窍为唯一治法。开窍是一急救措施，因为开窍药的作用，主要在保护脑细胞，而使神志苏醒，但它不重在祛邪退热（当然也有一些），因而在开窍的同时每需结合祛除病邪（如清热、攻下、化瘀），以去其致昏之因；若神苏之后，病邪未撤除，仍有再度损害脑细胞而使重新陷入昏迷之可能。对神昏之治疗，在昏迷时或在神苏之后，必须针对具体病情予以祛邪，如昏迷因于腑实者需要通下，热闭者要清化，痰蒙者要芳化，血瘀者要通瘀，这样的治疗就更有针对性。

附：孟教授手录温病昏痉案

予少从先岳王公少江学医于樊川，某年夏季，瘟疫流行，镇有周姓妇，病瘟疫，因误治而致昏痉，几濒于危，卒用金汁而获愈，病情始末，印象很深，及今思之，一如昨日，爰笔而记之。

周姓妇，年三十许，患温热，诊时壮热口渴，烦躁不眠，苔黄舌焦红，神昏欲痉，间有谵语，脉来滑数，然病未一候，何以竟至于此？因问其曾经治疗否？其家人答云：初起仅感头痛，寒热，胃次欠舒，不思饮食而已，曾服某医药三帖，而昨日病势忽转剧若是，索前方观之，初为辛温发表疏邪之剂，继则舒肝理气开郁之方，缘患者寡居悒郁，肝木素旺，岂堪辛温燥烈之品，无怪燎原莫制，而使邪逼心营矣。于是投以清营泄热法，以清营汤为主，参以石膏以解热，钩藤以熄风，鲜菖蒲以开窍。翌日，病势有加无已，神昏转甚，再予清营汤合以至宝丹，仍不效。镇有西医黄某亦邀来会诊，黄某固素谙中医，认为所服中药外，可辅以西药。当时尚无抗生素之发明，所注射者仅为奥母纳丁，如是数日，所进中药，不外清营解毒，开窍安神之剂，然终无起色。一日病势恶化，神昏痉厥更甚，躁扰不宁，并见有紫色斑点，口中有臭味，大便自利色黄，可知热邪充斥表里三焦，直犯心营，将有内陷之虞，因拟大剂清热解毒，药用犀角、羚羊角、生地、玄参、紫草、银花、石菖蒲等味。处方既成，少江公嘱其家人曰：今拟大剂清解，望其能有转机，然病情危重至此，效否不敢必。诊后归来，予问少江公曰：周姓妇所病瘟疫，连投大剂清营泄热、清心开窍之品，药证可谓切合，何以病不少减？公曰：温为阳邪，理应清解，既误用辛温发表于前，大耗其液，复妄用香燥耗气于后，更助其火，火烁津伤，遂成燎原之势。大凡病转恶化，其原因有二：一为自然转归，一为误治造成，后者尤为害尤甚。予曰：曾闻金汁功能解毒，善治温疫，可能一试否？公闻之，忽有所悟，欣然曰善，惟此物不易得，果能得此，或有转机，因嘱我速走告周家。

自周姓妇病亟时起，日必二三诊，且每次必邀早诊，自嘱觅金汁之第二日，日已过午，尚无消息，疑有他故，傍晚始来人，言今日病者神情大好，已能稍啜稀糜。病既定，知先生门诊忙，故未烦早诊。乍闻之下，令人难以置信。及至周家，果见病者倚坐床上，点首招呼，此种神态，是旬日以来所未有者。察其脉静热清，苔色又退，神糊自利，一一若失，仅感中气不足，神思不清耳。见案头尚有剩余金汁一小盂，嘱令续服，再予养阴清热法，仿薛氏参麦汤（西洋参、麦冬、石斛、甘草、谷芽、木瓜、鲜莲子）取清补之意，调治旬日，已能健饭如常。

这次所用金汁，与本草所谓之粪清略有不同，是取健康人之粪便，集储七日，盛以小坛，以荷叶复盖，泥封其口，埋于人行道下，深二三尺许，历三五年，则化为水，年愈久，其汁愈清，嗅之无气味，倾之杯中，上层呈黄金色，所以取名金汁。记得昔时养花者，每遇名花将萎，辄以此汁灌之，不数日，即能茁放新叶，用治温毒、温疫之证，确有起死回生之功。尤奇者，凡用金汁见效者，体力极易恢复，不似其他药品，邪虽退而病人迟迟不能复健。或曰：此汁既有如此之效，何不早用之？要之用药治病之所以能效者，其恰合病机也。金汁性寒，功能解毒，若病邪尚在卫分或气分，早投金汁，不仅无效，反能抑遏病邪。所以当病邪未至温热化火，热毒深重之际，早用反而有害。

菌　痢

——治痢不忘有逆流挽舟法

韦某，男，34 岁。1992 年 9 月 12 日初诊。

主诉：入夏以来，天气炎热，恣啖生冷瓜果，晚间又露宿室外，骤然起病，初感头痛身重，乍寒乍热，继而腹痛，痢下红白，日十数行，肛坠不爽，曾就医诊治，查大便示"痢疾杆菌"，并见脓细胞，诊断为"菌痢"。前医用木香槟榔丸，服 3 剂后，寒热未退，腹益痛，肛坠更盛，日行三十多次，病者不思饮食，体力不支，来门诊时精神疲惫，寒热交杂，日晡益盛，脓血便一日数行。孟教授以其表邪未解，改用荆防败毒散加减，处方：荆芥 10g，防风 10g，茯苓 10g，柴胡 9g，前胡 9g，枳实 9g，桔梗 6g，羌活 9g，独活 9g，甘草 3g。3 剂。

服药三日后表解里和，热清痢下渐止。

按：此证痢疾兼表，称为表里俱急，常法当用表里双解。而在开始时，前医治疗虽未离大法，但舍表而攻里，必然表不解，表不解则里证亦不易除。所以孟教授遵喻嘉言逆水挽舟之法而用荆防败毒散，使邪从表解，不致陷里。逆水挽舟法认为，表疏里畅，此法重在疏表，故能收不治痢而痢自止之效。未试者每对其效果抱怀疑态度，其实在临床上屡试不爽。

流行性腮腺炎

秦某，男，10岁。1998年3月14日初诊。

主诉：初病头痛，发热，微恶寒，继而右腮肿大疼痛已3天。初用抗生素，热势稍减，但腮腺肿痛加剧，来诊时体温38.9℃。查血象不高。治以清泄少阳温毒，乃用普济消毒饮加减。处方：连翘12g，牛蒡子9g，蝉衣8g，薄荷（后下）6g，白僵蚕9g，桔梗8g，玄参10g，板蓝根12g，柴胡6g，升麻5g，生甘草3g。服3剂，热退，腮腺肿势渐消，但按之仍有硬感，于是前方再加野菊花8g，另取蛇蜕3g，用鸡蛋清调和，以油少许煎熟吞服，三日后热退肿消，恢复如常。

按：此症初期虽然有表证，但不宜辛温发散，吴鞠通主张用普济消毒饮去升麻、柴胡、黄连、黄芩。然临床应用初期不宜苦寒，去芩、连，自在理中，但升麻、柴胡不可除去。用升麻有消风解毒之效，柴胡可助解表，且腮腺炎易并发睾丸炎，用柴胡入厥阴经，不仅取其引经、清热之功，且有阻断并发睾丸炎之效。

荨 麻 疹

——荨麻疹为里疾现外，治当表里双解

荨麻疹是临床上一种很常见的疾病，究其原因与外在气

候因素及内在脏腑功能失调有关。对该病的治疗，每不能断其发作。多年来，孟教授运用自拟疏风消疹汤治疗本病，取得了较好的疗效。

基本处方：麻黄 4g，连翘 12g，大黄炭 4g，蝉衣 9g，赤芍 10g，威灵仙 9g，蛇蜕 5g，甘草 4g。

用法：每日一剂，水煎服，早晚各服一次，7 日为一个疗程。如病未全愈，可再服第二个疗程。

临证加减法：如瘙痒甚者，可加地肤子 10g，忍冬藤 10g；如时有腹痛隐隐，检查大便发现有蛔虫卵者，可加槟榔 6g，苦楝根 10g，或加胡黄连 4g。

典型病例：

牛某，男，18 岁，学生。1993 年 11 月 8 日初诊。

患者三年前曾发荨麻疹，因数日自愈，并不在意。但其后每因感受风邪或饮食未节而屡屡发作，发于夏秋季节为多，故多处投医，但疗效不著。这次因下河游泳而致荨麻疹再度发作，腰、臀和四肢分布尤多，呈红色风团状，有的地方连成大片，瘙痒剧烈，颇不可耐，睡眠、饮食均感不安，舌边红，苔薄白。痒属风象，色红为热，故本病性质属于风与热合，予自拟疏风消疹汤加减。

处方：麻黄 4g，连翘 15g，大黄炭 4g，甘草 4g，蝉衣 8g，威灵仙 8g，白鲜皮 8g，赤芍 10g，荆芥 9g。3 剂。

二诊：服药后，疹点较前见减，但仍有前消后起之势，瘙痒时轻时剧，晨起时可见眼睑微浮肿，腹部时有隐痛。检查大便常规，发现有蛔虫卵。在前方中加入槟榔 8g，苦楝根 10g，蛇蜕 4g。2 剂。

三诊：服上药后，疹点瘙痒明显消失，其他面浮、腹痛等症状也与之俱去，再服 5 剂，两年之顽疾遂告痊愈。随访至今未有发作。

按：孟教授认为，对荨麻疹的治疗应抓住表里双解之法。这是因为，该病虽属皮肤外在之症，但其发生之因却在内，或是风邪袭于肺，或是湿热蕴于肠，或是血热盛于脉。因而对本病，既要疏解在外之风邪，又要靖除在里之病邪。本病在其外症的辨证上有寒热虚实之别，所要注意的是其皮疹的发生特点，周身出现红色丘疹，或成片出现，瘙痒不已，所见症状乃一派风热征象。肺主皮毛，因之治疗多从散风宣肺入手。肺与大肠相表里，所以又经常配合清肠泄热之法，使表里之邪分消。疏风消疹汤即旨在于此。麻黄有开肺、宣泄皮毛的作用，连翘有抗菌、抗病毒而祛除邪热的作用，大黄能导热下行，且有抗菌作用。而此处之用大黄，意不在攻下，而是在于使邪热浊以清解。配合蝉衣、蛇蜕等以去皮肤之风热，而配合威灵仙、白鲜皮等，则在祛风胜湿，清热解毒，再用赤芍以凉血清热，佐以甘草以和诸药，其可助清热解毒之力。综合全方的作用，确有开上、清中、泄下的作用。

本病的发生除与感染和饮食等因素有关外，每与肠道蛔虫感染有关，在过去农村中尤为多见，目前在城市中这一因素已较为少见，但对于腹部时作隐痛者，即使大便查不到蛔虫卵，也可加用槟榔，往往同样可收到较好的效果。这是否与该药可以调整肠胃功能有关，尚待作进一步研究。患本病者，应注意饮食，一般来说，海鲜如虾、蟹等物以忌食为妥，还应注意避免感受风邪或风寒，否则易加重病情或引起复发。

丹毒流火

——治病当使邪有出路

周某，女，80 岁，家庭妇女。1998 年 10 月 28 日初诊。

主诉：病经半月。开始时恶寒发热，伴有上呼吸道感染症状，右下肢红肿热痛，心烦，呻吟不已。检查血象偏高，虽经输液抗菌治疗 4 天，但身热不退，下肢局部红肿依然，故转中医诊治。根据本证的病机所在，治当清肺热佐以清热解毒之法，方用麻杏石甘汤合黄连解毒汤加减。处方：麻黄 6g，杏仁 10g，生石膏 20g（先煎），黄连 3g，黄芩 9g，黄柏 9g，栀子 10g，蒲公英 12g，连翘 10g，板蓝根 15g。服用一周后，热势渐退，但下肢红肿尚未尽退，但自觉大便偏干，数日不解，腹部胀满，口干，舌燥，饮食无多，以胃中有燥热，再加大黄炭 5g，芒硝 3g，又服 5 剂，热退肿消，但余邪未尽，后继用清解之剂，以善其后。

按：此病属肺经热毒炽盛。肺主皮毛，所以热毒亦盛于肌肤，发为流火丹毒。对本症之治，清宣肺热不可少，这是使邪有出路，同时配合清热解毒之剂。投用之后，其收效较之用抗生素明显，病情明显好转。第二诊时，邪入阳明，热结于里，此时如只用清解不用攻下，则邪无出路，因之投用大黄、芒硝通腑泄热，邪热外泄则里气和，表亦解，这也是使邪有出路。本案示有里结当下者，不可因其年高而废下，但亦不宜蛮下，故以大黄炭佐芒硝。另大黄炭攻下同时，尚具活血通瘀，解毒泄热之效，此处用之亦有此意。

肝病证治

　　肝为五脏之一，肝病的范围很广，除了本经的病变而外，还有脏与脏、脏与腑相互影响而产生的各种病变，更有因原为肝病而导致其他各种病变的，如积聚、臌胀、水肿等。由此可见肝病是临床较为多见的一种疾病。

　　脏腑的病变，多因生理失常而产生病理变化。要探讨肝病的证治，首先要回顾和认识一下肝的生理功能。

肝的生理功能

　　肝位于胁部，它的生理功能概括起来是主疏泄，藏血，主筋，开窍于目，其华在爪。

　　1. 主藏血　肝藏血，是指肝脏具有贮藏血液和调节血量的功能。当人在休息和睡眠时，机体的血液需要量就减少，多余的血液则藏于肝；当劳动或工作时，机体的血液需要量就增加，肝脏就排出储藏的血液，以供机体活动的需要。唐·王冰注《素问》说："肝藏血，心行之，人动则血运于诸经，人静则血归于肝藏。"

　　如果肝脏有病，藏血的功能失常，就会影响人体的正常功能而发生病变。如肝血不足，可见两目昏花、筋脉拘挛及妇女经量少甚至闭经等；若肝气横逆，气机紊乱，还可出现吐血、衄血及妇女血崩等。

　　2. 主疏泄　疏泄即疏通调畅的意思，表现在两个方面：

　　（1）情志方面　"肝喜条达而恶抑郁"，"暴怒伤肝"。肝气疏泄功能正常，人才能气血和平，心情舒畅；如果肝气失于疏泄之职，气机不调，就可以引起情志方面的异常变化。其变化主要表现在抑郁和亢奋两个方面，如肝气抑郁，则见胸闷、郁郁不乐、疑虑等；如肝气过于亢奋，则可见急躁、易怒、头目昏眩等症。

　　肝的疏泄功能，直接影响气机的调畅，而气之与血关系至为密切。气行则血行，气滞则血凝，故肝气郁结，气不行血，则血流不畅，血液瘀结，可形成癥瘕痞块等症。

　　（2）消化方面　肝的疏泄功能，既可以调畅气机，协助脾胃之气的升降，另还与胆汁的分泌有关。如果肝失疏泄，就会影响脾胃的消化功能和胆汁的分泌与排泄，从而出现消化功能不良的病变。因此，临床上常每见胃气不降的嗳气，即所谓肝胃不和证，与脾气不升的腹泻，即所谓肝脾不和证。

　　肝主疏泄，调畅气机，还有疏利三焦，通调水道的作用，如肝失疏泄，气不调畅，便能影响三焦的通利，出现水液代谢障碍的水肿、腹水等病症。

　　3. 主筋，"其华在爪"《素问·痿论》说："肝主身之筋膜。"肝之所以主筋，主要因为全身筋膜依赖肝血的滋养。因此，人体肢节的运动，虽是筋的作用，但与肝血的盛衰密切相关。若肝血不足，血不养筋，即可出现手足震颤、肢麻、屈伸不利等症；若热伤津血，血不荣筋，可见抽搐、角弓反张等症状，此统称为"肝风"，即《素问·至真要大论》所说"诸风掉眩，皆属于肝"，"诸暴强直，皆属于风"。

　　"爪为筋之余"，肝血的盛衰，可以影响到爪甲的荣枯变化。若肝血虚，筋弱无力，爪甲每薄而软。《素问·五脏生成》云："肝之余筋也，其荣爪也。"

4. 开窍于目　五脏六腑的精气，通过血脉的转运，都上注于目。肝主藏血，肝的经络又上联于目系，《灵枢·脉度》说："肝气通于目，肝和则目能辨五色矣。"所以肝的功能失常，常表现在目的病变上。如肝阴不足，则两目干涩；肝血不足，则夜盲或视物不清；肝经风热，则目赤肿痛；肝火上炎，可见目赤生翳；肝阳上亢，则头目眩晕；肝风内动，可见目斜视、上翻等。因此，"肝开窍于目"是通过临床观察出来的。

肝病几个主要证型的证治

1. 肝气郁结　每由肝失疏泄、情志抑郁所致。

证见：胁肋胀痛，胸闷不舒，善太息，神情沉默，不欲饮食，或见口苦善呕，头目眩晕，脉弦，苔白滑，在妇女则有月经不调、痛经或经前乳房作胀等。

若肝郁日久，见胁痛如锥刺，舌紫暗，或见瘀斑，脉弦迟而涩，是肝郁气滞而引起的血瘀之象。

气血郁结凝滞，久久不解，有发展成为"积聚"的可能。

在治疗时，肝气郁结的宜疏肝解郁，可用柴胡疏肝散加减；肝经瘀滞的宜疏肝活络，可用旋覆花汤加减；肝郁而成癥瘕的，宜活血软坚，可用鳖甲煎丸。

2. 肝阳上亢　多为阴虚不能制阳，属本虚标实之候。

证见：头痛头胀，眩晕耳鸣，口燥咽干，目涩，失眠，舌红，脉弦有力。

治用六味地黄加牛膝、石决明、珍珠母、龙骨、牡蛎等。

3.肝火上炎 多由气郁化火所致，即所谓"气有余便是火"。本证多为实证。

证见：头痛眩晕，耳鸣，面红目赤，口苦尿黄，甚则咳血，吐血，衄血，舌红苔黄，脉弦数。

治宜清肝泻火，可用当归芦荟丸或龙胆泻肝汤加减。

4.肝胆湿热 多由湿热内蕴，影响肝的疏泄所致。

证见：胁肋疼痛，黄疸，溲短赤或浑浊，或带下色黄腥臭，或睾丸肿痛，红肿灼热，苔黄腻，脉弦数。

治宜清利肝胆湿热，可用龙胆泻肝汤加减。

5.肝风内动 多指内风而言，其主症以抽搐、震颤、麻木为主，大致有三种证候类型：

（1）肝阳化风

证见：头部抽引作痛，头晕眼花，肢麻或震颤，舌斜抖动，舌红，脉弦，甚至卒然昏倒，舌强语言不利，或半身不遂。

治宜平熄肝风，可用天麻钩藤饮加减。

（2）热极生风

证见：高热，肢体抽搐，甚至角弓反张，神志昏迷，舌红脉弦数。

治宜清热熄风，可用羚角钩藤汤加减。

（3）血虚生风

证见：头目昏眩，视物模糊，手臂作麻，或手足蠕动，脉弦细，舌干绛。

治宜养血熄风，可用四物汤，或加减复脉汤。

6.寒凝肝脉 多由寒邪客于肝之经脉，使气血凝滞而成。

证见：少腹胀痛，牵引睾丸，或睾丸胀大下坠，或阴囊冷缩，舌润苔白，脉沉弦。

治宜暖肝散寒，可用暖肝煎加减，或用当归四物汤加吴黄、生姜、小茴香等。

7. 肝火犯肺　多由气郁化火，上逆于肺所致。

证见：胸胁窜痛，咳嗽阵作，甚至咳血，性急易怒，烦热口苦，头眩目赤，舌质红，脉弦数。

治宜清肝泻肺，可用咳血方、黛蛤散合泻白散加减。

8. 肝胃不和　肝失疏泄，胃失和降，亦称肝气犯胃。

证见：胸胁胀满，胃脘胀满作痛，嗳气吞酸，嘈杂或呕恶，苔薄黄，脉弦。

治宜疏肝和胃，可用柴平煎加减或合左金丸。

9. 肝脾不调　肝气影响脾的功能，即肝强脾弱之证。

证见：胸胁胀痛，腹部胀满，肠鸣，大便稀薄，或转矢气，精神抑郁，性情急躁，食纳减少，苔白脉弦。

治宜疏肝健脾，可用逍遥散或痛泻要方加减。

10. 肝肾阴虚　肝藏血，肾藏精，精血均虚之证。

证见：头晕目眩，耳鸣，胁痛，腰膝酸软，咽干颧红，盗汗，五心烦热，男子或见遗精，女子或见月经不调，舌红无苔，脉细数。

治宜滋补肝肾，可用杞菊地黄丸，或一贯煎加减，或大补阴丸。

几种肝病的证治

肝病的临床表现极多，涉及许多具体的病，以下以肝郁、肝硬化二病为例，简单介绍孟教授的用药经验。

84

1. 肝郁：多起于情志不遂，肝气郁结，肝失疏泄所致。以胸闷胁痛为主症，多见于妇女患者，治疗以柴胡舒肝散为主方，实际上以四逆散为基础方，取柴胡疏肝解郁，枳实理气消痞，白芍和营，配以甘草，有缓急止痛之功。如伴有心神不宁，心烦易躁，多思善虑，睡眠不安等似神经官能症者，可选配百合知母汤、百合地黄汤、甘麦大枣汤。切不可见气机郁滞，侧重理气而过用香燥之品。

2. 肝硬化：病久痰瘀留滞，邪毒夹痰瘀混入血络之中所致，多成正虚邪实之证。如胁痛为主者，可仿吴氏三甲散义，但需寓搜剔于扶正之中，切忌片面地一味攻伐。齿衄、鼻衄又是肝硬化病人常见症状之一，多由久病入络入血，营血伏热，火盛而致迫血妄行。在治疗中，控制出血，还需兼以解毒，常在犀角地黄汤中加入土茯苓、贯众炭、大黄炭等，以加强解毒、散瘀止血之效。还可另用山甲粉吹鼻，有良好的止血作用。

肝硬化如出现腹水，而舌色又红绛无苔，此时用药最难，利水则阴伤愈甚，滋阴则水停不去，必须做到利不伤阴，滋不碍水，可取陈葫芦瓢、芦根、滑石之类。

肝病治疗中应该注意的问题

1. 疏肝之中，注意脾胃升降之机

肝气不舒，理应疏泄，但脏腑相关，久病必伤脾胃，因之常有疏之不能应手而效者，此时应重视整体调节，必须注意调理脾胃，调整其升降功能。升降是人体脏腑功能运动的基本形式，所以《素问·六微旨大论》说"非升降则无以生长化收藏"，而主升降之机者主要在脾胃。若脾升失职，肝郁不达，势必导致"肝郁脾陷"，证见腹胀胁痛，情怀悒郁，大便稀溏，苔薄白而腻，在妇女可见有月经不调，带下多等症。此证治宜补脾升阳，以达郁邪。临床上常以四逆散合异功散为主方，气滞甚者加木香。四逆散本为疏肝理脾之方，配以异功散，以增强运脾之力。两方合用，疏泄之中兼有补益，符合"肝病治脾"之旨。

2. 消瘀散结，刻刻不忘扶

肝脏的生理特点，概言之体阴而用阳，以血为体，以气为用。"肝为将军之官"，其性刚强，肝郁气滞，气滞则血凝，往往形成癥瘕积聚。所以肝脾肿大是肝病常见之体征。根据肝脏瘀血的病理表现，活血化瘀为常规之法。但每用此法而又不能尽效者，缘癥块癖积，虽是有形可征，而究其本，则源于正虚。张洁古说："壮人无积，虚人则有之，脾胃怯弱，气血两衰，四时有感，皆能成积。"可见气血虚弱是成积之本。因此，治疗积聚，应注意病程之久暂，正气之强弱，应遵"养正则积自除"之大旨，切不可局限于化癥散结，方为治本之道。

临床所见肝脾肿大之肝硬化病人，常伴有倦怠乏力，食少神疲，胁胀且痛，面色晦暗，舌上有紫气或有瘀斑，脉细涩等一派本虚标实之证。治疗应从扶正消癥入手，可用当归补血汤益气和血为主方，重用黄芪，加生鸡内金、生大麦芽等运脾消滞，莪术、丹参等活血行瘀。若阴虚者可加鳖甲、牡蛎，取其养阴软坚；若阳虚者，可加桂、附，取其温阳和营，此符合"消补兼施"之大法。

肝病日久，亦多伤肾。大凡病穷及肾，其正虚更甚，此时攻伐之品，更宜慎用。肝肾阴虚证型，以六味地黄汤合一贯煎为主方，此为养阴化瘀之法；若肾阳亏虚，证见面色晦暗或黧黑，懈怠无力，形寒怯冷，纳差便溏，舌紫脉细弱者，当着重温养阳气，可选用景岳右归丸；若虚寒证象显著者，可更加桂、附，此为温阳益气化瘀之法。

3. 控制出血，分辨阴阳，参以解毒

慢性肝病，常多见脏腑之病候，故齿衄、鼻衄为肝病常见症状之一。但齿衄、鼻衄有阴阳虚实之不同，所以，欲控制出血，首当辨明阴阳之属性，还应考虑其特殊性，即往往出现热毒内蕴之病候。化火伤阴此固多见之，即使阳气虚弱患者，亦有邪毒蕴伏的一面，所以无论阴虚阳虚，解毒一法，均不可废。

阴伤血溢者，证见身热头痛，或常有低热不退，口干思饮，形瘦，舌红苔黄燥，脉弦大者，可用犀角地黄汤为主方，参以升麻、玄参、土茯苓解毒之品，再加大黄炭，取其既能清泄热毒，又可凉血止血。如迁延日久而致阳虚出血者，证见面色浮黄，体倦神疲，齿衄、鼻衄，稍劳尤甚，便溏，溲黄，脉弦虚大，此证不可见出血而误认为阴虚而径投凉血滋阴法。高士谔说："阳明经脉虚寒，其人秉质素弱，内则耗其精血，外则劳其形体，衄大出不止，用凉血滋阴药，其衄反甚者，乃阳明阳气失职，必用人参、附子补气以摄血，助阳以救阴，其血方止。"（《医学真传·衄血》）此证可用理中汤为主方，加升麻、贯众炭、土茯苓等。若中阳衰惫而余毒留恋等寒热错杂者，可用附子理中汤加川连、贯众炭，亦可加入大黄炭，总以温阳解毒清泄邪毒为治则，此为常法中之复法。

4. 益肝泄肝，分清酸甘酸苦

肝主疏泄、藏血，体阴而用阳，因此，临床上每见肝阴虚、肝热盛之征象。治肝之法，《内经》云："肝欲散，急食辛以散之，用辛补之，酸泄之"。而《金匮》却说："夫肝之病，补用酸。"同一酸味，为何能补能泻？究其因，当取决于肝病病理之具体状态，即视其是用阳太过还是体阴不足。因此酸味药于肝脏的作用亦随之而异。"顺其性者补，逆其性者泻"是也。

若疏泄太过，可见烦躁易怒，头目昏眩，胸胁胀满，口苦，脉弦等，酸味药可敛其肝气之横逆，此即逆其性而为泻也。临床上多以酸苦相伍，以苦能泄阳，即酸苦泄热之意。

若血虚肝体失养，可见眩晕肢麻，筋脉不利，爪甲不荣，舌红口干等，酸可敛阴而养肝体，此为顺其性而为补也，临床多以酸甘相合，即所谓"酸甘化阴"之意。

滋阴法在温病治疗中的应用

温病易于化燥伤津，尤其是素体阴虚者为最。以温为阳邪，热盛则伤津易，阴虚则化燥速，所以温病治法虽多，而论其最主要者，除清法外，就要数到滋阴了。

这里的所谓滋阴，就是采用甘寒濡润之品，清滋填沃之方，以补既损之阴，而制过亢之阳。《内经》说"阳胜则阴病"，又说"实其阴以补其不足"，所以滋阴疗法对于温病之作用，在于调节阴阳的偏颇，以期达到平衡状态为目的。

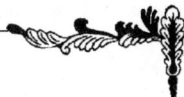

温病治疗中滋阴的作用

"温为阳邪","阳胜则阴病",在温病发热过程中,体内阴液或多或少总要遭受损耗的。而且阴液耗损程度的深浅,又直接关系到温病的预后和转归。吴鞠通早已说过:"盖热病未有不耗阴者,其耗之未尽则生,耗之尽则阳无所恋,必气绝而死矣"。王孟英也曾说过:"耗之未尽者,尚有一线生机可望,若耗尽而阴竭,如旱苗之根已枯矣,沛然下雨,亦曷济耶!"所以以阴伤的微甚,衡量病势的轻重,以阴气的存亡,推断患者的生死,是温病预后的关键,也说明了维护阴液是温病临床上必须随时随地加以注意的问题。从而可知滋阴方法,在温病治疗上的重要地位。吴锡璜说过"治温病宜刻刻顾其津液",我们应当重视此言。

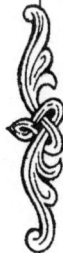

滋阴方法的应用

1. 滋阴和发汗

温病初起,邪在卫分,解表宜乎辛凉,切忌辛温,这是尽人皆知的。若是素体阴虚的人,非辛温不可用,即是纯用辛凉,仍未能尽善尽美,因为汗是津液所化,阴亏液少的人,欲发其汗,必须同时养其阴,生其津,以资其作汗之源。否则,强令汗出,犹如"竭泽而渔",则促使阴液的枯竭了。尤在泾说:"温邪之发,必兼滋阴之品于其中,昔人于葱豉汤加童便,于栀子豉汤加地黄、麦冬,亦此意也"。

不仅温病如此,伤寒也是如此。试看仲景《伤寒论》提出的几种不可汗证,都是为着患者的阴分不足而列为禁例。

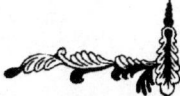

可想到阴虚体质的人患温病，在发汗剂中配合些滋阴药品比患伤寒更加重要。

2. 滋阴和清热

温邪入里，或逗留气分，或传营入血，劫灼津液，耗血动血，到此地步，若非大量甘寒濡润之品沃焦救焚，徒然清热凉血，势必焦头烂额。若邪在卫分，胃津被劫，舌燥渴甚者，宜雪梨浆、五汁饮、顾氏八汁饮等沃之；若气营两燔，或深入血分，以致狂躁谵语，斑疹隐现，吐、衄、溺、圊液者，以清瘟败毒饮、清营汤、犀角地黄汤、白虎加地黄汤、甘露饮、竹叶石膏汤、玉女煎等，随证取用，一面清热，一面滋阴，往往阴液充足而热挫神清，斑透血止，病乃向愈。尤其是病至后期，深入肝肾，真阴枯涸，风动痉厥者，滋阴更不容缓，如黄连阿胶汤，大、小定风珠等，都是常用的方剂。

3. 滋阴和通下

温病大便不通，有因阳盛而热结者，有因阴亏而燥结的，同样是大便不通，而处理方法不同。阳盛热结的用承气法治之，得下可撤其热；如阴亏燥结的，那就不是单纯苦寒下夺所能奏效。薛生白说："胃津劫夺，非润下以泄其邪则不能"。因为这是阴虚邪实之证，即吴鞠通所说"津液枯竭，水不足以行舟而结粪不下者"。所以滋阴润燥，增水行舟，实为不二法门。轻者用吴鞠通增液汤，或仿薛生白用鲜生地、生首乌、稻根等；重则用增液承气汤，它如千金地黄汤加大黄、清燥养营汤加郁李仁，均可随证采用。

综上所述，滋阴疗法是叶氏治温病的独得心法，于整个温病治疗过程中，为重要的一环。不过，有些伤寒家，总认为叶氏"滥用滋阴，不敢用芩连以清热，硝黄以攻下，以致救人少而误人多"。然而，根据《温热论》所载"三焦不得从外解，必致从里结，在阳明胃与肠也，亦须用下法。"又说"舌绛而中心干者，乃心胃火燔，劫烁津液，即黄连、石膏亦可加入。"从这些记载来看，叶氏对温热病则主张滋阴，而不滥用滋阴，也主张清下，而不滥用清下，他完全是从实际病证需要出发的。所以批评叶氏的人，是缺乏依据的。孟教授认为：说者固未加深思，闻者也未便轻信。

诚然，滋阴一法，在温病治疗上占有重要地位，不过，在运用中，也应该掌握得宜。如温病初期，阴不亏而滥用者，每至表邪留连，缠绵不解，特别是湿温病尚未化燥之前，尤当列为禁例。所谓："润之则病深不解"，前人早有明训。此外，如大便溏泄者，亦不可轻率妄投。总以清热而不凝滞，育阴而不腻邪为原则。如果一味地滥用，那就未免"胶柱鼓瑟"了。

汗、清、下、滋四法在温病临床上的运用

说到急症的治疗，人们往往立即想到开窍、止痉、回阳等急救之法。然而，从温病急症临床来看，用得更多的却是一些常规的发汗解表、清热、攻下、滋阴等法。即使是一些神昏、痉厥和危重病证也并非是仅仅用开窍、止痉等法所能奏效的。尤其对温病急症来说，其发生的根本原因不外邪盛与正衰两途。而邪盛的中心是邪热亢盛，由此而引起壮热不退，并进而可导致昏、厥、出血等变。因而对于温病急症的治疗通常要着眼于祛除热邪，汗、清、下诸法正是祛除热邪

的主要大法。可见，对温病急症邪盛的治疗每从汗、清、下入手。同时，温病许多急症的出现与阴液耗伤有直接联系，如肺胃阴伤、肝肾阴竭以及由阴伤而及阳等，所以对于温病急症正衰的治疗每从滋法入手。总之，汗、清、下、滋四法看似平淡，却在温病急症的治疗上有相当重要的作用。下面就孟澍江教授有关这四法在临床上的运用经验作一介绍。

汗　法

汗法即解表法，具有疏泄腠理，透邪外出的作用。据现代研究，解表法可能有以下一些作用：促进汗腺分泌功能及血管扩张反应；有助于排除毒素，抑制细菌及加强人体吞噬细胞的吞噬作用；通过发汗和周围血管的扩张，加快散热而使体温下降；改善全身和局部的血液循环，促进代谢废物的排泄和局部炎症的吸收等。

汗法是用于温病表证（卫分证）的一种治疗方法。由于温病表证的类型不同，其具体的方法也各异。例如，温病初起表郁较甚，以致自觉恶寒甚而热象不著，头痛身酸楚，无汗，脉浮，苔薄白者，可用微辛温解表法，如葱豉汤之类。其中葱白辛而带润，温而不燥，与豆豉配合，透达解表，既不伤阴，又不凉遏。与此相类的，还有伏气温病由外寒引发者，里有伏热而外有表寒之症，此时辛温解表之法亦每当投用。柳宝诒曾说：伏温因时邪外感引动而发者，"须审其伏邪与新感孰轻孰重。若新感重者，先撤新邪，兼顾伏邪。"临床上见到有的高热病人有里热炽盛之象，同时又兼有恶寒、身酸痛、无汗、苔薄白等表证，如一味投以清解之剂，热势不得下降，此时若适当予以辛温而不燥烈之品，如荆芥、防风、苏叶之类，常有汗得出而邪热随之外泄，热势得降。又如，温病初起风热在表，以致发热重，恶寒轻，有汗或少汗，头痛，咳嗽，咽痛，口微渴，苔薄白，舌尖红，脉浮数者，当用辛凉疏风泄热法，如银翘散之类。再如，夏月外感暑湿之初，暑湿蕴于内而有表寒外遏者，症见头痛，恶寒，身形拘急，发热无汗，口渴心烦等，当用透表清暑化湿之法，如新加香薷饮之类。表闭甚者还可加淡豆豉；有汗者可加藿香，方名藿薷饮；见心烦口渴而属暑热较甚者，可加黄连、寒水石之类。还如，湿邪初犯，困遏卫气，症见恶寒身重，微热有汗，胸痞苔腻者，当用芳香宣透法，如藿香正气散之类。若舌苔腻浊，烦闷呕恶较甚，芳化不应者，用雷少逸宣透膜原法以疏利透达。此外，如属燥邪犯于肺卫，症见寒热头痛，咳嗽不已，咽干喉痛，鼻干唇燥者，当用解表润燥法。其中有属凉燥者，较风寒为轻，可用辛开温润法，如杏苏二陈汤之类；如属温燥者，较风温为重，可用辛凉甘润法，如桑杏汤之类。

　　解表法是治疗温病高热的一个重要方法，但此高热必须是由表证引起的。现在临床上有一种习惯，见到体温较高动辄投用清热之剂，尤其是清热解毒之剂。殊不知清热之剂并非是退热之万应灵药，如由表证不解而发生的高热，浪用清法，正是犯了"凉遏中伏"之忌。同时，对于温病高热亦需避免一种误解，即认为凡高热者必为里热之证。当然，一般来说，里热炽盛，其热势是盛于表证，但此热势的高低决不是仅仅以体温表为据的。看热势的高低以及是否邪热已传里，应从是否兼有恶寒，汗之有无，苔是否转黄，舌质是否转红，脉是否转洪数、弦滑等来进行全面分析。总之，对邪热是在表在里，应从中医辨证着眼。

对于汗法的运用还有几个问题要注意。其一，解表既称汗法，是否解表都要发汗？孟教授认为对此不可一概而论。是否要发汗主要关键在辨有汗无汗。如表证无汗者，属表气郁闭，此时邪热不得外越，必须发汗才能使邪热外泄，一些辛温解表之品正为此而设。如表证有汗或少汗者，重在宣解或微发其汗，其中属湿热在表者，用芳化之法使气机宣展，自可湿开热透而身热得退；风热在表者，用辛凉之法，主在疏散宣泄肺卫，不以发汗为目的，亦有退热解表之功。如华岫云说："辛凉开肺便是汗剂"。其二，怎样理解不失汗、不误汗。所谓失汗是指当汗不汗，不汗则邪留不去，乃致发生各种传变，出现各种变证。因而历代医家十分强调表证若存必用汗法，如丁甘仁提出"烂喉痧以畅汗为第一要义"，喻嘉言对痢疾初起夹表邪创"逆流挽舟"法，即使一些外科疾病如乳腺炎初起见表证者，亦强调用疏散之法。在温病急症临床上，因忽略对表证者用汗法而产生的教训是屡见不鲜的。所谓误汗是指汗不如法，其中包括误用辛温、早用或滥用辛温等多种情况。对于伏气温病初起并无表证者，或属风热在表者误用辛温，无疑有助热耗阴之弊，叶天士所说"温邪忌散"即是指此而言。若误用之，轻者热势较盛，发生斑、衄、谵妄，重则枯竭亡阴。正如吴鞠通所说："太阴温病不可发汗，发汗而汗不出者，必发斑疹，汗出过多者，必神昏谵语。"温病慎用辛温，一般容易引起注意，但亦每致早用、滥用辛凉。在温病初起时，如表郁较甚者，当注重辛散，凉药不宜投用过多过早，如兼外寒束表者，更是当投辛温，否则事与愿违，愈投寒凉，其热愈痼。因而何廉臣曾指出："温热发汗，虽宜辛凉开达，而初起欲其发越，必须注重辛散，佐以轻清，庶无凉遏之弊。"

清　法

　　清法是在温病急症中运用极其广泛的一种治法，包括了清气法、清营凉血法等，具有清泄邪热的作用。固然，清法是治疗温病高热的一种重要退热手段，但清法并不等于退热法，更不能当作是西药解热剂之类。据现代研究，清法具有解热，抗菌消炎，抗病毒，解毒，调整胃肠功能，调整人体免疫功能等多方面的作用，其中清营凉血药物还可能具有镇静，增强毛细血管抵抗力，调整血管舒缩功能和血液凝固机制等作用。可见其作用是十分复杂的。清法除了可清泄邪热外，还兼有生津、止渴、除烦等作用，主要用于气分、营分、血分热邪炽盛的病证。

　　由于邪热在里的部位和深浅的不同，清法又有清气、清营、凉血等法的区别。在清气法中又有轻清宣气、辛寒清气、苦寒泻火之异。在温病急症中，治疗热势壮盛者，这些方法经常使用。对于辛寒清气法，适用于胃热炽盛，邪热浮盛于外的病证，症见壮热，汗多，心烦，口渴，苔黄，脉洪数等，代表方如白虎汤。对于白虎汤的使用，吴鞠通曾提出："若其人脉浮弦而细者，不可予也，脉沉者不可予也，不渴者不可予也，汗不出者不可予也"。在温病高热的治疗上，见汗不出究竟能否用白虎汤呢？吴鞠通所说汗不出者不可予，是指里热蒸腾不甚，热势不浮盛于外，故不宜用辛寒解肌泄热之剂。但亦有见大热、大渴、脉洪大而汗出不甚者，属胃热盛而表气郁闭引起，此时亦可投用白虎汤，服后往往可见全身汗出而热势随之衰退，故可知白虎汤有透热达表之效。但这种透表作用与汗法又不相同。正如郑雪堂所说："白虎只能退热，未能疏表"。此外，白虎汤虽为治疗温病高热的良方，但并非所有的高热病人都能投用白虎汤。表邪未彻者，固然不可贸然投白虎汤，即使里热炽盛，亦必须有胃热炽盛者方可用之。对于阳明胃热盛而表气郁闭者，比较稳妥的是用新加白虎汤，即白虎汤加薄荷，这样有分解里热之功而无凉遏冰伏之弊。

邪热在气分而蕴郁化火者，亦非辛寒之剂所宜，当用苦寒泻火法。该法适用于症见发热口苦、溲赤、舌红苔黄等者，代表方如黄芩汤、黄连解毒汤之类。对于苦寒泻火法的运用，在目前温病急症临床上比较多，也有较大的发展，所使用清热解毒药的范围也大大扩大了。但是在临床上还有几点值得注意。其一是苦寒泻火法与辛寒清气法各有适应证，不能互相代替，宜辛寒而滥用苦寒不仅可致邪热潜伏，还可因苦燥而伤阴耗液。目前临床上有些人认为清热解毒药就是"中药抗生素"，一见感染性疾病的急症就投用，实际上这样做的效果并不好，有时反可加重病情，其问题癥结在于忽略了中医辨证。其二是因里热化火之证每伴有阴液耗伤，故每需清滋并施，即苦寒与甘寒之法配合运用。在这一点上应防止两个偏向，一是一味投以苦寒，忽略对阴液的保护。对于此，吴鞠通在《温病条辨》中有苦寒之禁："温病燥热，欲解燥者，先滋其干，不可纯用苦寒也，服之反燥甚"。同时又提出："吾见温病而恣用苦寒，津液干涸不救者甚多，盖化气比本气更烈，故前条冬地三黄汤甘寒十之八九，苦寒仅十之一二耳。"但另一方面亦不可见其阴液伤而滥用甘寒。对于此，戴天章《广瘟疫论》中说："见温热病之宜于苦寒者，切忌早用甘寒。盖因苦寒为清，甘寒为滋。自时医以鲜地、鲜斛、玄参、麦冬等之清滋法，认作清泄法，于是热益壮，神益昏，其弊由甘寒清滋之药得大热煎熬，共膏液即化为胶涎，结于腹中，使伏火不得从里而清泄，从此为闭、为厥、为痉，甚至为内团外脱，变证蜂起者，多由于此。"即说明了早用、滥用甘寒的弊端。

若邪热已入营血分，当用清营凉血之法。清营法注重清凉透泄，具有清营泄热，滋养营阴的作用，适用于身热夜甚，舌质红绛，烦躁不寐，甚则时有谵语，斑疹隐约之证，如清营汤之类。在运用清营汤时当宗叶天士"入营犹可透热转气"之说，每在清营药中加入清轻宣透气分邪热之品。运用这些气分药物应根据邪热进入营分的深浅而灵活掌握，这是营分证的治疗能否取得成功的重要环节。如邪热初入营分，气分之热未彻，清气药物仍当投用，不可一见营分征象即转于清营之法；如邪热已入营分，虽气分证不著，则用透热转气之法，亦不可一味投以滋腻血药；如属气营两燔，则当气营两清，不可单治一边；如营热已渐传血，则清营中又应参入凉血，其气药可辙去。可见对营分证应详加观察，不可一概而论。营分证中每可见有神志改变，若仅见时有谵语而烦躁者，不必用开窍之品，清其营热自解。若属邪热闭于心包而致神昏谵语者，可在清营的同时配合芳香开窍之剂。

凉血法适用于热入血分而致身灼热躁扰、吐、衄、便血，斑疹紫黑成片，舌色紫绛之证，代表方为犀角地黄汤。血分证阶段病情危重，瞬息万变，更要强调辨证准，立法稳，用药精。对于血分证的治疗应注重"凉血散血"，即一方面要用清热凉血解毒的犀角、丹皮、生地等，另一方面要配合用活血化瘀药物，如赤芍、丹皮、丹参、桃仁、红花等。特别是血分证每有络伤血溢，一般最易滥用凉血止血之法，叶天士"入血就恐耗血散血，直须凉血散血"之说正是为了纠正这一弊端而提出来的。柳宝诒进一步指出治疗血热动血之证应慎用凉血止血，认为滥投凉血止血，"以致血虽止，而上则留瘀在络……下则留瘀在肠……甚至留瘀化热"。同时，凉血法亦不可早投。因本法用药偏于滋腻重浊，如邪未至血分而用之，必致遏邪难解，故叶天士强调邪未入血分，"慎勿用血药，以滋腻难散"。另外，在运用凉血法时应注意气分之热是否仍然炽盛，若属气血两燔者，必须投以气血两清法。血分阶段每兼有闭窍、动风之变，故常与开窍、熄风法配合使用。

在温病急症中运用清法尚须注意与祛湿和化痰法的配合使用。对于湿热类温病的治疗主以清热化湿，这一点较易引起重视。但在温病过程中对痰浊的治疗往往易于忽略。在临床上，因患者素体痰浊较盛，或因邪热炽盛后炼液为痰，每兼挟有痰热，尤其是在发生窍闭神昏或动风痉厥之变时，痰热的治疗更不容忽视。王孟英治疗此类病证有"四竹"并用的经验，即用竹叶、竹沥、竹茹、天竺黄，值得借鉴。若只知祛其邪热而不能化其痰浊，必将难以奏效。

下　　法

下法即通下法、攻下法、泻下法，具有通导大便、泻下邪热、荡涤积滞、通瘀破积等方面作用。据现代研究，温病中使用下法大致有以下几方面的作用：可增强胃肠蠕动，改善肠管血液循环；降低毛细血管通透性；抗菌、消炎、促进病灶的吸收；排除肠道和全身的毒素，有助于增强人体新陈代谢；通过对肠道局部的刺激作用，引起全身性反应，增强机体免疫力；利胆、利尿等。主要适用于有形实邪内结的病证。下法在温病急症的治疗上有重要的意义。早在《素问·热论》中就提出热病的治疗"其未满三日者，可汗而已；其满五日者，可泄而已"。柳宝诒又进一步论述："胃为五脏六腑之海，位居中土，最善容纳。邪热入胃则不复他传，故温热病热结胃腑，得攻下而解者，十居六七。"

由于温病有形实邪的种类和所在部位的不同，下法又有通腑泻热、导滞通便、通瘀破积之别，分别针对热积、湿热积滞、瘀血而设。通腑泻热法又称苦寒攻下法，亦通常所说的承气法，适用于邪热传至阳明，内结肠腑而见潮热，谵语，大便秘结，腹胀满硬痛拒按，苔老黄，甚则焦黑起刺，脉沉实者。所用方剂有大承气汤、小承气汤、调胃承气汤等不同，临床变化极多。但其中尤以大黄的作用为重要，故吴又可说："三承气功效俱在大黄，余皆治标之品也"，话虽不免偏激，然亦有一定道理。阳明腑实证每可伴见神昏、惊厥，若属肠道积热上扰心神或致热甚动风者，治疗首当攻下以泻热，即"釜底抽薪"，不可一见昏痉辄投开窍、熄风之剂。但也有阳明腑实证兼有热闭心包或肝热炽盛而致昏痉者，则下法应与开窍、熄风等法结合使用。如吴鞠通牛黄承气汤以攻下合开窍，治疗邪闭心包而腑实见神昏舌短者。临床还需注意的是，对于许多温病急症病人的治疗，每易重清而忽略攻下。殊不知若肠道有形积热而不予攻下，纵用大剂清凉，只不过是"扬汤止沸"，不仅不能逐邪，反可抑其邪毒，临床对许多温病急症病例的治疗之所以不能奏效，这是一个很重要的原因。

如属湿热积滞交结胃肠的病证，当用导滞通便法。其多表现为脘腹痞满，恶心呕逆，便溏不爽，色黄如酱，舌苔黄腻。本法攻下作用较缓，多用于一些湿热类温病，由于湿性黏滞难解，故又每需多次连续攻下，"有下至一二十次者，以邪尽为度"。在临床运用时除了用导滞通便的枳实、大黄、槟榔、神曲之类药物外，还要注意适当配伍一些清化湿热的药物，如连翘、黄连、栀子、黄芩。又由于湿热交阻肠道，气机多不通畅，故要注意配合疏理气机的药物，如厚朴、陈皮之类。

通瘀破结法主要用于温病下焦蓄血证，临床可见小腹硬满急痛，大便秘结，小便自利，其人如狂，漱水不欲咽，舌紫绛，脉沉实等症状，方用桃仁承气汤之类。本法实为攻下与活血化瘀法的配合，使下焦的蓄血藉攻下而有出路。对于本法的运用要视瘀血内结的程度而选择活血化瘀药物，并注意治疗用的药物尽量避免具温燥之性者，通常用丹皮、丹参、赤芍、桃仁、水蛭、地鳖虫、琥珀等。本法大黄亦为必用之品，大黄不仅有通下作用，亦有通瘀破结的功效，邹润安就指出："考本经，首推大黄通血"。有的人强调温病下焦蓄血的部位也是在肠道，孟教授以为未必尽然，其血可蓄于肠道，亦可蓄于膀胱或子宫，然其均可以通瘀破积法治疗。因而前述下焦蓄血，证见小便自利是指通常情况而言，如热瘀结于膀胱，其小便必淋涩疼痛不利，其治疗亦可投通瘀破积之法。临床实践证明，一些温病小便不畅或不通，酌情予以通下活血之品，确能收到大便畅而小便亦通的效果。

通下法在温病急症的治疗中，如运用恰当，每能收到"立竿见影"之效。但有些人拘于攻下法必须待燥屎形成，甚至痞、满、燥、实、坚俱全才可用的说法，不敢运用攻下。对此，吴又可早就明确指出："逐邪勿拘结粪"，"勿拘于下不厌迟"之说，认为攻下法的目的不完全在于祛其燥屎，而是在于逐邪，特别是祛除邪热。对于攻下法的运用必须不失时机。"乘人气血未乱，肌肉未消，津液未耗，病人不至危殆，投剂不至掣肘，愈后亦易平复。"但后人又有提出"温病下不厌早"，对此亦应作具体分析。下法的运用应有可下之证、可下之邪，若邪未入里，或入里而未结肠道，就不能盲目地滥施攻下，否则不仅不能祛邪，反而徒伤胃气。此外，攻下法毕竟是一种攻邪之法，对于正气虚弱，尤其是平素脾胃虚寒者亦须慎用。如正虚邪实而非下不能去病者，应采取攻补兼施或寓补于泻的方法，保护正气、阴液，决不可孟浪投之。

滋　　法

滋法即滋阴法，又称养阴法，是温病治疗中重要而又富有温病治疗特色的一种治疗方法。其作用是补充人体的阴液，属于补法。而其具体作用除了补充人体阴液的消耗，以生津养液，沃焦救焚外，还可通过调和阴阳，补不足之水以制过久之火；又可通过益阴以助正气透邪，即"养阴托邪"；对于阴液耗尽而阳无所依的脱证，亦可通过补阴以敛阳。因而滋法在温病急症的治疗中占很重要的地位。据现代研究，滋阴法的作用大致有以下几方面：补充各种营养素、电解质，抑制病原体或中和其毒素；调节机体反应，提高机体免疫力，促进损伤的修复；兴奋肾上腺皮质功能；改善毛细血管通透性，改善微循环，防治血管内弥漫性凝血；促进肠胃蠕动，调整神经系统功能等。

滋法在温病急症中运用范围很广，除了与其他各种治法配合，如滋阴解表、清气生津、滋阴通下等法以外，这里主要谈一下滋养肝肾和益气敛阴二法。温病后期的各种危急之症多与肝肾阴伤有关，而温病出现各种厥脱之变亦每由阴伤而引起，因而滋养肝肾与益气敛阴之法在温病急症中多被运用。滋养肝肾法主要适用于温病后期，因邪热久羁而致真阴劫炼之病证，临床表现为身热面赤，手足心热甚于手足背，口干咽燥，神倦欲眠，或心中震震，舌绛少苔，脉虚细或结代等，用方以加减复脉汤为代表。滋养肝肾之法除了治疗以上各种病证外还有其他方面的治疗效果，例如温病后期肝肾阴亏而兼有外邪未解的，用之有滋阴助汗解表之功；温病后期余邪久久不净，低热缠绵的，用之有滋阴退热之功；肝肾阴亏而致肠道津液干涸，大便不通的，用之有增水行舟，滋阴润下之功；肝肾阴伤，筋脉失于濡养而致虚风内动，用之有滋阴熄风之功等等。在临床运用时可随证灵活加减，如对阴虚风动者可酌加龟板、牡蛎、鳖甲、鸡子黄、五味子之类，由此而化生出三甲复脉汤、大定风珠等。肝肾耗竭亦可导致阳无所依，阴阳脱离，以致心中震震，舌强神昏，时时欲脱，此时当用加减复脉汤去麻仁，加生龙骨、生牡蛎，脉虚大欲散可加人参，此即《温病条辨》救逆汤法。

　　在温病过程中亦有因气阴两伤而致正气欲脱者，临床表现为汗多气短，体倦神疲，脉细无力或散大，舌嫩红少苔等。其治疗当用益气敛阴法，该法重点是在敛阴，方如生脉散，其中麦冬、五味子酸甘化阴敛津，人参既可补益元气，又有生津养阴作用。前人指出："守阴留阳，阳留则汗止"，正说明治疗这类病证主要从滋敛阴液入手。由上讨论可见，温病中的厥脱之变除了阳气暴脱者之外，由阴气耗伤而致的，亦有偏于肝肾阴伤与偏于心阴耗伤之不同。而目前临床上对温病厥脱的治疗则每单纯用独参汤、生脉散，并以此作为中医的抗休克、抗心衰的唯一法宝，这样就局限了治疗厥脱的思路。应该看到，引起厥脱的原因是多方面的，其治疗也必须有多种方法，这样才能取得较好的效果。

对于滋法在临床上的运用，一方面要避免滥用，以防滋腻恋邪，而对于阳气虚衰或脾胃素弱者亦须慎用，以防更伤阳气而致滑泄之变。对于湿邪未尽者，滋阴每可助湿，但在湿热性温病中亦有湿热未尽而阴伤者，此时在清热化湿的同时配合滋阴也是可以的，不可一概视作禁忌。另一方面，在滋阴的同时不可忽略阳气之盛衰，如戴天章所说："疫邪为热证，伤阴者多。庶亦有用药太过反伤阳者，则补阴补阳又当酌其轻重，不可偏废。"因而若阴伤又有阳衰者当兼顾其阳气，而且防止养阴太过而滋腻之品更伤其阳气，正如吴鞠通说："至调理大要，温病后一以养阴为主，……间有阳气素虚之体质，热病一退，即露阳亏，又不可固执养阴之说而灭其阳火。"

以上谈了温病急症临床上汗、清、下、滋四法的运用，这四法都是治疗温病急症的有效手段。当然，根据各种急症的具体表现不同，还可与其他治法灵活配合。为了进一步提高这四法治疗温病急症的效果，除了要辨证准确，立法稳妥之外，在药物的使用上还可进行剂型和给药途径的改革。希望通过大家的共同劳力，把中医温病急症的治疗提高到一个新的水平。

温病表、清、攻、补法之精义

温病的治法内容十分丰富，孟教授对这些治法的理解和运用有许多精辟之处，以下主要围绕温病的解表、清热、攻下、补益等法，介绍孟教授的学术经验，以更好地指导临床实践。

对解表独具慧识

表证是外感病初起最为常见的病证，在温病学中多称之为卫分证。在外感温热病中，表证的病情较轻，持续时间较短，所以在临床上每对其不甚重视。孟教授则认为，表证是诊治外感温热病的一个重要环节，对表证的认识及运用解表法是否正确，直接关系到在表之邪能否在表即解而不致内传生变。对此他提出了一些独到的见解，主要有以下几个方面。

1. 表证邪非单在表

自《内经》起，中医对表证的传统认识是病邪在表，即病邪初起是犯于肌表，正如《灵枢·百病始生》中所说："是故虚邪之中人也，始于皮肤，皮肤缓则腠理开，开则邪从毛发而入。"《伤寒论》中寒邪初犯人体也是首先在太阳经。到目前为止的中医教科书中一般还是把表证作为病邪在表的病证。孟教授认为，对表证的病邪究竟在何处，前人已有明确的论述。早在金元及明代，刘河间、王履及后世医家提出许多热性病的表证是由病邪在内，里热怫郁而造成的。而清代的叶天士指出了"温邪上受，首先犯肺"，薛生白也提出湿热之邪由口鼻而入，"直趋中道"，可直接犯于中焦。所以外感热病在初起时所表现的表证实质上是病邪侵犯内在脏器后，人体正气抗邪的一种反应，因此时内脏的病变尚不显著，所以主要表现为体表的一些症状，如恶寒，甚则汗毛栗起，无汗或少汗，发热等。但这并不意味着病邪仅在体表。

孟教授认为，表证与里证的主要区别并不在于是否有体表的见症，而是在于人体处于表证阶段时，全身正气的抗邪作用尚未完全调动起来，只是浅层的防御机能发挥作用，人体内在脏器组织的功能还未发生明显的障碍，也无脏器组织的实质性损害。而到里证阶段，全身的正气抗邪作用调动起来与病邪抗争，在此同时，内脏的功能有较明显的障碍，并且脏器组织已有一定的实质性损害。但这时体表的症状除了恶寒外，基本上仍是存在的，而且还可能更加重，与此同时，在里的症状更为明显了。这一认识不仅对表证形成的机理有了深一层的揭示，而且对表证的诊断和治疗有重要的指导意义。

2. 治表不限于发汗

对表证的治疗，在中医学发展的漫长历史中有过明显的变化。在《内经》中提出对表证的治疗主要是用发汗法，如《素问·阴阳应象大论》所说："其在表者，汗而发之。"因而至今治疗表证的方法还称为"汗法"。此时治疗表证所用的方药一般都具辛温之性，如《伤寒论》中治疗寒邪在表所用的麻黄汤、治疗表虚风寒在表所用的桂枝汤等，在服用之后强调发其汗。这就是现在所说的辛温解表法。但其后一些医籍中，在表证的治疗方中每加入了寒凉清热的药物，如晋代《肘后方》治疗伤寒一二日所用的葛根解肌汤中配合了大青叶、黄芩、石膏等。到宋代《类证活人书》中提出在江淮地区用桂枝汤在春末及夏至以前应加入黄芩，在夏至以后则宜加入石膏、知母。而刘河间在强调"六经传受自浅至深，皆是热证"的同时，提出在温热病初起不可纯投辛温之剂，对呈现为邪热在表者，常用石膏与葱、豉等相伍以起到辛凉疏泄、开发郁热的作用。在此后逐渐出现了治疗外感热病表证的辛凉解表法。如叶天士治疗风温、温热等病证时多用牛蒡子、薄荷、桑叶、连翘、山栀等，并明确提出上焦病药用辛凉。吴鞠通在《温病条辨》中则进一步创银翘散、桑菊饮等辛凉解表之方。孟教授认为，所谓辛凉解表法，其用药的主要特点是使用药性寒凉、具有疏泄透表作用的药物，或在疏表药物（包括某些辛温药物）中加入部分清热解毒药。在用药的方法上，并不过于强调发汗。他认为：如表气郁闭较甚而无汗者，可以用一些疏表发汗的药物，促使汗出，有助于邪热外达；但如已有汗，则不必再用发汗之药。对辛凉解表药物的发汗作用，他也指导研究生作了一些实验，结果表明，其虽也有一些发汗作用，但远不如辛温解表方药作用强。所以对表热证的治疗其主要目的并不在于发汗，而是针对其病机。病邪侵犯的部位和发病的部位是在内脏，所以应祛除内脏的病邪和在里的邪热，辛凉解表方中的寒凉药，乃至用清热解毒药，其意义也就在于此。

3. 温病能否用辛温

对于表证的治疗，孟教授还指出，在温病学形成之后，往往有人把辛温解表和辛凉解表作为治疗伤寒和温病的主要区别之一。这从原则上说是对的，但如果把这一点绝对化了，认为治疗温病不能用辛温之法，也是有失偏颇的。孟老针对目前临床上多数医生在诊治温病时，只知用辛凉之法，动辄用银翘散、桑菊饮之类，而不知亦有应该用辛温发散的，明确提出要重视辛温之法在温病治疗中的运用。孟教授认为，有的温病在初起时，因表气郁闭较重而表现为无汗，恶寒也较为明显，有类于风寒在表，但又有口渴、尿赤、咽肿痛、舌边尖红赤、脉浮数等风热表证的见症，故辨证仍属于表热证。其治疗虽应以辛凉解表为主，但应配合一些辛温药物，如荆芥、淡豆豉等以助疏解肌表。对此，他常引用何廉臣所说："温热发汗，虽宜辛凉开达，而初起欲其发越，必须注意辛散，佐以轻清，庶无凉遏之弊"，认为确为有得之见。另外，有的温病初起表郁较甚，可见恶寒较明显而发热不甚，头痛，身酸楚，无汗，咽喉疼痛，口微渴，脉浮数，苔薄白而舌边尖微红者，还可用微辛温解表法，如葱豉汤。其中葱白辛而带润，温而不燥，与淡豆豉配合透达解表，既不伤阴，又不凉遏，当为常用者。还有的病证虽属风热表证，但又有风寒束表之征象，即所谓"寒包火"之证，此时无汗、恶寒更加显著，甚至会出现战栗。对这类病证的治疗，在清肺卫之邪热的同时，还须酌用荆芥、防风、苏叶，甚至羌活、麻黄等辛温解表之品。另外有伏气温病由外寒引发者，可表现为里热炽盛而外有寒象，也须清里与辛温解表兼用。至于夏月外感暑湿之初，暑湿郁于内而表寒外遏者，症见头痛、恶寒，身形拘急，发热无汗，口渴心烦等，当用透表清暑化湿法，如新加香薷饮之类。其表郁重者还可加淡豆豉，有汗者可加藿香，方名藿薷饮。又有湿邪初犯困遏卫气时，症见恶寒身重，微热有汗，胸痞，苔白腻者，当用芳香宣透法，如藿香正气散；如见烦闷呕恶较甚，宜用雷少逸宣透膜原法以疏利透达。所以在治疗温病时用辛温的机会是很多的，不能误认为治温病不用辛温，更不能当用辛温而不敢用。

4. 表证能否不解表

既然表证是病邪犯于内在脏腑而发生的，那么对表证是否只需清内在脏腑之邪热就可以呢？孟教授指出，古人虽然对伏邪里热自内而外发者，有"里热清而表自解"之说，但对多数表证来说，仅用清里的方法，效果是不好的。凡病邪在表，当解表而未解表者，称为"失汗"，表不解则邪留不去，易导致各种传变。所以历代医家都很重视对表证的解表，如丁甘仁指出"烂喉痧以畅汗为第一要义"，喻嘉言对痢疾初起夹表邪者创"逆流挽舟"法，以及外科急性疾患如乳腺炎初起而见表证者，无不强调用疏散之法。

针对目前临床上有的医生对表证的治疗重辛凉，甚至用清热解毒为主而代替解表的倾向，孟教授指出，疏泄其肌表是治疗表证的一个重要环节，忽视这一点，必然会影响到临床的疗效。当出现表证之时，肌表处于一种郁闭状态，此时如能疏透肌表，每能使病情迅速好转，从而缩短病程，所以解表法仍是治疗外感热病的一个很重要的方法，应予重视并作进一步的研究。他也指导研究生对解表方药的作用进行了研究，发现这些方药不仅具有发汗退热的作用，而且也有良好的抗菌、抗病毒和调整体内免疫等多方面的作用。所以传统的解表法还应得到重视。

5. 发汗与汗出而解

在外感热病中，汗的状况对于判断疾病的病势及预后有重要的价值。一方面，在外感热病中汗出而解是一个很普遍的现象。也可能正是这一现象使古代医家把汗法作为治疗外感热病的主要方法之一，特别是一些外感热病在初起之时，通过发汗确实也可得到治愈。但另一方面，多数外感热病用发汗的方法即使发了汗也不能起到治疗效果，甚至还会导致病情的恶化。《伤寒论》中所举的大量误汗所引起的变证就是当时一些医家滥用汗法的明证。孟教授指出，汗出而解是人体气血调和、病邪外达的一种表现，表证的汗出而解只是这一现象中的一种而已。临床上许多汗出而解的病例并不属于表证，其汗出而解的机制也各有不同：如有属于无形邪热盛于气分，肌腠郁闭而无汗，如一旦热达腠开就可以汗出而解；有属于有形燥屎结于肠道，邪热闭于内者，当燥屎郁热从下而去后，也往往可以汗出而解。这些汗出而解是因为邪热郁结得以开通，热邪外达的自然汗出。另亦有邪入营血分后，营阴大伤而无汗者，在营阴得复时，也可汗出而解。正如何梦瑶所说："阴液内充外溢，自然得汗"。以上这些汗出显然并非发汗剂的作用，相反地，在许多情况下，发汗剂是忌用的，而应分别根据病情，投用清热、攻下，或养阴等治法来达到汗出而解。

论清法别有心得

温病以热象显著为主要临床特点，所以清法是一个极为重要也是最为常用的治法。然而在目前临床上对清法的运用有一些误区，孟教授对此提出了自己的观点，对温病学的理论和临床起到了一定的作用。以下择其主要者作一介绍。

1. 清法异于退热法

对外感热病的治疗，清法是祛除邪热的主要手段，但这不是说一见发热便要投用清法。孟教授强调指出，对邪热的治疗，首先应区分其发生原因及其性质。如邪热有无形与有形之不同，其治法有很大的区别。若邪热已与有形之邪，如燥屎、痰湿、食滞、瘀血等相结，其治疗就非得采用攻下、祛痰化湿、消食化滞、活血化瘀等法不可，如徒用清法，则为扬汤止沸，邪热必不能去。在临床上有的发热并不是邪热所引起的，此时就不可滥用清热之法，如寒邪客表使腠理郁闭，亦可发热，如用寒凉清热之法，必致寒邪内闭难解。此外，邪热还有因阴虚或虚阳外浮所致者，此时当分别投用养阴或温阳之法，更非清热法所宜。他进而指出，对于外感热病发热的治疗，除了清法之外，汗、吐、下、和、消，甚至温补、滋养等法对某些病证都有退热的作用。由此可见，把清法等同于退热法是不恰当的，不能一见温热病发热就首先想到用清法，而是应仔细分析其发热的原因，针对原因治疗才能收到较好的效果。

另一方面，清法的作用也并不仅限于清热。现代有许多报道指出，清法的方药除了可有解热作用外，还有抗病原微生物，对抗毒素，调整体内免疫功能，消炎，改善微循环和血液流变、血凝机制等多方面的作用。孟教授及其研究生所作的研究还表明，许多清热方药具有活血化瘀作用，对于阻止 DIC 的发生，减轻热毒血瘀的形成有明显的作用。所以不能把清法的作用简单地归结为退热，而清法的退热作用也是上述多种作用综合发挥的结果。

2. 用清法要辨卫气营血

孟教授认为，以清法而言，所包括的内容十分丰富，在临床上要取得理想的疗效，就必须针对各种不同的病证选用恰当的清法。而治疗温病用清法首在辨明邪热所在部位，除了要分辨脏腑外，最重要的是按邪热在卫气营血的不同而用不同的清法。

如邪热在卫分时，以清表热为主，所用者亦属解表法，多为辛凉解表，其用药多为疏散表邪之品及具有清热作用者，亦可适当配合辛温疏散之品。对此前已论及。

如邪热在气分，则应以清气法为主，但要注意区别热势的外浮与内郁、邪热的有形与无形。如属热势浮盛于外，患者多表现为壮热，面目红赤，汗多，渴欲饮水，脉洪数，其治疗以辛寒清气为主，若滥用苦寒之剂，容易化燥伤阴，遏抑邪毒。白虎汤是辛寒清气法的代表方，其作用是以辛寒之性因势利导，使浮盛之邪热透达肌表而外解。历代医家都强调用白虎汤的适应证是"四大"症（大热、大渴、大汗、脉洪大），吴鞠通在《温病条辨》中更明确提出："若其人脉浮弦而细者，不可与也；脉沉者，不可与也；不渴者，不可与也；汗不出者，不可与也。"对此，孟教授认为：前人提出白虎汤的"四大"症，是为了强调该病证属于邪热浮盛于内外而有向外泄越之势者，但在临床上，投用白虎汤时就不必拘于"四大"症俱备。他在临床上对肌肤壮热、大渴引饮、脉洪大而数者，虽肌表干燥无汗，亦诊断为阳明无形邪热亢盛，并认为其无汗是由表气郁闭所致，仍投以白虎汤。而患者在服用白虎汤后，每见汗大出，热势随之大减，这正是白虎汤"达热出表"的作用所致。他还提出，如这类病人身无汗又伴有凛凛恶寒，可仿俞根初新加白虎汤之法，加入薄荷3g，荷叶10g，以助开腠达表之力。如病人兼见腹满、便秘、舌苔焦黄而燥，则可加入大黄、芒硝，即是白虎承气汤之意。

　　同时还要注意邪热在气分除了有白虎汤证的邪热浮越于内外之证外，还有热势内郁而化火者。此类病证热毒较甚，患者每有口苦心烦、尿黄赤、舌红赤、脉滑数等表现。其治疗以苦寒之法为主，此时如投用辛寒之剂，不仅无力清除热毒，而且容易造成邪势张扬而难以扑灭。但他用苦寒之品一般不主张盲目重投，特别是黄连，一般只用3~5g。这不但因为黄连的药源较为紧张，更主要的是这类苦寒药如用量偏大，每可造成败胃或化燥伤阴等不良后果。有人认为，苦寒清气的作用比辛寒清气的作用强，或认为苦寒清热解毒药物可直接杀灭病原微生物，类似西药的抗生素。孟教授指出这是一个误区。他所指导的实验结果表明，不论是苦寒清热药还是辛寒清气药，其中绝大多数的药效作用都不在于直接抑杀病原微生物，而是在于调动人体内抗御病邪的内在力量，从而减轻致病因素对人体的损伤等。所以不能把苦寒清热解毒药作为中药的抗生素来使用。苦寒清热与辛寒清热各有其适应证，不能认为苦寒药的清热作用就一定比辛寒者强。

对于温病气分热盛阶段用清法，还要注意的一个问题是与祛痰化湿药的配合使用。对湿热性疾病在气分热盛时当清热与化湿并用，这一点一般不容易忽视，但在其他温病过程中对痰热湿浊的治疗却较易忽略。在临床上，因患者素体痰浊较甚，或因邪热炽盛，炼液为痰，所以每易兼夹痰热，如不及时注意祛除，极易引起动风、闭窍之变。孟教授提出，对此类病证的治疗可参考王孟英的经验，即"四竹"（竹叶、竹沥、竹茹、天竺黄）并用，认为此为治疗温病痰热之首选。所以，对此类病证的治疗，清法的运用又当灵活配伍。

如邪热已深入营血分，则其清法当以清营凉血为主，其治疗与清气分证的方药相比，主要是投用犀角、生地等清营血邪热和丹参、赤芍等凉血化瘀的药物。孟教授提出，由于目前临床上已不能用犀角，虽可用水牛角代替，但后者的清热凉血作用毕竟不够理想，可以用大剂生地（鲜生地尤佳）配伍水牛角，其凉血作用可以增强。对于营血分的邪热，孟氏强调注意两个方面：一是治疗营分之热，应注意"透"。有人提出，叶天士对营分证治疗所说的透热转气原则是针对邪热初入营分者而设的。孟氏认为，只要病邪在营分，这一治则都是适用的。如邪热初入营分而气分邪热尚未尽撤，甚至表现为气营两燔时，清气药物固然当用，而其清气之品多为透热外达者，此时当然寓有"透"意。即使在邪热已全部传入营分后，要清营分之热，仍当在清营之中加入银花、连翘、竹叶等轻宣透热外达的药物。对营分证的治疗不可一味投用滋腻凉血养阴之品，此即叶天士所说："慎勿用血药，以滋腻难散"。二是对营血分证应注意治疗其阴液的耗损与血液的凝滞，特别是要配伍滋养阴液的甘寒之品。

可见，清法在治疗温病时，必须先辨明卫气营血各阶段，在此基础上再判明邪热的性质和所在的脏腑部位，这样才可使清法用得较为贴切。

3. 清气与通利小便

温病在气分热盛之时常有小便不利或小便短赤的见症。一般来说，这是热盛伤阴所致，不可用淡渗利小便的方法，以免进一步加重阴伤。正如吴鞠通所说："温病小便不利者，淡渗不可予也，忌五苓、八正辈"。但孟教授指出，气分证中在热盛之时出现小便不利的原因很多，其中有因热结膀胱者，有湿热蕴结下焦者，有暑热内盛者等。对这些病证的治疗不可一概认为忌用通利小便之法。如对于热结膀胱而致小便不利者，当加用芦根、滑石、晚蚕砂等以清利小便；对于湿热蕴结下焦而影响水道通利者，则可用五苓、八正之类；如暑热内盛而见小便短涩红赤者，须用六一散、竹叶等以导暑热下行。由此可见，在温病气分热盛时所出现的小便不利，不能笼统地说忌用通利之法，在某些气分证，通利小便是使邪热外出的一个重要通道。但在具体运用通利小便之法时，应注意不可通利过度，因在气分证阶段，都有不同程度的阴液耗伤，如过分通利，也会加重阴液的损伤。

4. 清法之变通运用

孟教授用清法一般法度鲜明，但对于某些特殊的病例有时也会采用一些变法。如清法中的各法及清法与其他治法每配合运用，临床上对热毒充斥内外之证，每以辛寒清气与苦寒泻火合并使用；对气营（血）两燔之证，则把清气与凉营（血）法配合而用，并每投用大剂；如同时有邪热郁闭于内脏者，当配合清泄脏热之品；如伴有内结之实邪者，当与攻下之法相伍等。

用下法得其真谛

通下法是祛除体内有形实邪内结的主要方法，在温热病的治疗中有特殊的作用。早在《素问·热论》中就已提出："其未满三日者，可汗而已；其满三日者，可泄而已。"柳宝诒又进一步指出："胃为水谷之海，位居中土，最善容纳，邪热入胃则不复他传，故温热病热结胃腑，得攻下而解者，十居六七。"孟老认为汗、清、下是温病治疗祛邪的三大法，而其中的下法在目前临床上用得较少，其原因或是医者畏其用后变化在反掌之间而不敢用，或是护理者怨用后大便增多而添了麻烦，或是过分依赖西药等，这是十分可惜的。孟老在下法的作用和临床运用方面有不少精辟的见解和丰富的经验，以下择其要作一介绍。

1. 通下非为祛燥屎

通下法的直接作用是通下大便，加之从《伤寒论》开始，历代医家都较强调攻下法的运用应针对肠道已有燥屎之证，不可滥用、早用，所以有"伤寒下不厌迟"之说。孟老指出，对下法之运用固不能滥用，但也不能延误使用的时机，在具体运用中应注意以下几个方面。

一是燥屎的存在不是用下法的主要标准。通下法在温病急症的治疗中，如运用得法，每可收到立竿见影的效果，但有些人拘于通下法必须待燥屎形成，甚至要"痞、满、燥、实、坚"俱全才可使用的说法，往往掌握不了用通下法的时机，或心存疑虑而不敢用。孟老认为，对通下法作用阐述之透彻者，莫过于吴又可。吴氏所提出的"逐邪勿拘结粪""勿拘于下不厌迟"之说确为至理名言。吴氏所说的"邪为本，热为标，结粪又其标也"及"承气本为逐邪而设，非专为结粪而设也"等，都正确地分析了燥屎与邪热、祛邪与通大便之间的关系。所以孟教授认为，通下法的主要目的不在于祛除肠道内的燥屎，而是在于驱逐体内的实邪，特别是热邪。如当肠道湿热积滞互阻时，或为便下脓血、里急后重之痢疾，或为大便溏而不爽、其状如酱之伏暑、湿温病，虽然大便都不呈燥屎状，但都属于可下之证。而对于实热内结之证，欲通过通下以泄其热者，更不必拘于内有燥屎之说。在现代临床上，治疗肺热证时，可根据肺与大肠相表里之理论，在清热解毒、清宣肺热之同时，配合通下之品。孟教授的研究生在动物实验中发现，这一治法确实可以加强清热解毒药的退热、改善血液运行状态、提高免疫功能等方面的作用。另有临床报道也提出，在小儿暑温（流行性乙型脑炎）的治疗中，早用通下药，对提高疗效有显著的作用。因而他认为，使用下法不能以有无燥屎作为主要标准，而应以体内是否有实热内结，通下之后是否有利于实热外泄来指导通下法的运用。

二是坐等燥屎形成会殆误治疗时机。孟教授认为，当患者出现燥屎内结的阳明腑实证时，一般体内的阴液已有较明显的损伤，此时即使用下之后邪热燥屎得以祛除，正气的耗伤已较严重，所以应争取在实热内结之初期即投用下法，这是对人体正气保护的最好措施。正如吴又可所说："乘人气血未乱，肌肉未消，津液未耗，病人不至危殆，投剂不至掣肘，愈后亦易平复"。另外，还有一些病证即使内有结热也很难形成肠道燥屎，即吴氏所谓："溏粪失下，但作极臭如败酱，或如藕泥，临死不结者"。所以孟教授往往在肠道结热之象初见时即用通下之法，此时虽仅见腹胀满，大便不畅，或只是二三日不解，并见腹部灼热，都提示肠腑有热结之邪，可以及早投用通下之法。

三是亦不可盲目强调"温病下不厌早"。在清代之后，有的医家在分析伤寒与温病之不同时提出"温病下不厌早"。对此，孟教授认为，古人此说是相对于伤寒而言的，并不是意味着对温病的治疗可以任意用下法。凡用下法，必须有可下之证，即使古今不少医家提出了未见阳明腑实证而用承气汤攻下之病例，但也非所有的温病病证都可以用下法。他对此提出，要及早而正确地投用下法，主要掌握好三点：首先要对阳明证见微知著，在阳明腑证的表现尚不典型时，即能判断其为实热结于阳明之证，从而及早地投用通下之剂；同时对病证的发展趋势要心中有数，有些病证发展较易出现实热或湿热积滞结于肠腑，对这类病证就要注意及时投用下法，有些病证发展中不太可能出现这类证情，就没有必要早用下法；另外要熟悉病证的病理机制，对病变脏腑间的关系有深刻的了解，如泄肠热与清肺热间的关系，通下腑实与凉肝、清心的关系，攻下热瘀与恢复下焦气化功能的关系等，这样才能有目的地投用下法。

2. 通下之用当辨证

通下法虽然在温病的治疗中运用较为广泛，但要真正用得恰当却不是容易的，特别是下法的具体内容极为丰富，对某一种具体下法的运用还必须掌握各种实热内结证的应用指征。在这方面，孟教授有两点体会。

一是当辨邪之性质与部位。下法大体可分为通腑泻热、导滞通便、通瘀破积等几类，分别针对肠道热积、湿热积滞、下焦瘀热而设。通腑泻热法即一般所说的苦寒攻下法，以承气汤为代表方。其临床加减变化极多，但论其作用尤以大黄最为重要，故吴又可说："三承气功效俱在大黄，余皆治标之品也"。其说虽不无偏激，但亦有一定道理。在临床上，肠道积热以阳明腑实证最为常见，且多伴见于神昏、惊厥之证中。对这类病证的治疗不可一见神昏、惊厥辄用开窍、熄风之剂，而应首当攻下以泻热，即为"釜底抽薪"。根据情况也可与开窍、熄风剂并用，如吴鞠通治疗邪闭心包而兼腑实证见有神昏、舌短者，以牛黄承气汤攻下与开窍合用就是一例。如属湿热积滞交结于胃肠者，当用导滞通便法。该法的攻下作用较缓，但由于湿性黏滞，所以每须多次连续攻下方能奏效。在临床运用时，除了用导滞通便的枳实、大黄、槟榔、神曲之类药物外，还要适当配伍一些清化湿热的药物，如连翘、黄连、黄芩等。又因湿热交结于胃肠，每可阻碍气机，所以要注意配合疏理气机的药物，如厚朴、陈皮之类。通瘀破积法主要用于下焦蓄血证，该法实为攻下与活血化瘀两法的配合，使下焦的蓄血藉攻下而外出。对于本法所用的药物应尽量避免具温燥之性，通常用丹皮、赤芍、丹参、桃仁、水蛭、地鳖虫等。本法大黄也为必用之品，其不仅有通下逐邪的作用，而且也是活血化瘀之良药，如邹润安就指出："考本经，首推大黄通血"。有人提出，下焦蓄血的部位在肠道。孟教授认为不必拘之，其瘀血可蓄于肠，也可蓄于膀胱或子宫，但其均可投用通瘀破积之法却无二致。另外，一般认为下焦蓄血证见小便自利，而他认为，这是与伤寒下焦蓄水证相比而言的，如热瘀结于膀胱，则小便必然淋涩疼痛不利，此自不可以小便利否来区别蓄水、蓄血。另一方面，他在临床上治疗温热病小便短少之证时，如属热积于下而血瘀不畅者，每投用通下破积之法，能收到大便畅而小便通之效果。除了上述几种常见的攻下法外，在临床上还有许多病证可用攻下之法，应注意辨证运用。

二是如何辨有否可下之邪。前已述及，对下法的运用关键在于辨其适应证，也就是应有可下之邪。对此孟教授提出，过去强调用下法是针对有形实邪，如肠道燥屎，或湿热积滞，或瘀血等，这还是比较容易理解的，但攻下法所适应之证尚不限于此类病证，某些不属于有形之邪的病证，在中医学理论的指导下，也可用下法。现举一病例如下。

马某，女，42 岁。初诊：1987 年 9 月 24 日。主诉：初起头痛，恶寒身热，咽痒，咳嗽，有痰咯出不爽。在某区医院诊断为上呼吸道感染，用解热药后症情稍有好转，但饮食未节，旋又热起，咳逆气促，又去医院拟用青霉素，但因对该药过敏，故来我院求诊。诊查见面部发红，体温40℃，自觉潮热，口渴，咳逆气喘，痰涎壅盛，胸闷腹胀，大便二日未行，舌红苔黄而燥，脉右寸实大。查血象：白细胞13600/mm³，中性粒细胞86%。辨证：证属手太阴肺与手阳明大肠同病，即肺热肠结之证。痰热阻肺，肺失宣肃，则痰壅喘促；腹胀，大便不畅，为肠腑热结气阻之象。肺气不降，则腑气难行，肠腑不通，则肺气愈不能下降，邪热无外泄之机。治用宣肺化痰，泻热下行之法，宣白承气汤加味。处方：生石膏20g，生大黄6g，杏仁9g，瓜蒌皮8g，桑叶10g，葶苈子6g，桑白皮6g。1 剂。

二诊：服药后得大便一次，有热腥味。微有汗，身热见减，体温 38.8℃。腹部胀满亦减，喘咳略平。邪热已有外达之象，仍守原法以治。前方加黄芩 6g，甘草 3g。1 剂。

三诊时喘咳已平定，但觉口干欲饮，舌红。显系阴液已伤，前方化裁再进。处方：北沙参 15g，瓜蒌皮 6g，杏仁 9g，甘草 5g，大麦冬 10g，生石膏 15g。2 剂。服药后热势已退，诸症悉平，稍事调理而愈。

上例患者虽无明显的燥屎和阳明腑实见证，但有腹胀和大便二日未行，结合其肺热炽盛之象甚著，而肺与大肠相表里，肺热与肠热内结有着内在关系，所以仍投以清肺通下之剂。在大便得通后病情迅速好转，可见邪热随大便而外泄，肺热亦能得减。故本例的可下之证虽不显著，但所用下法仍为有目的而投。

温病用补重胃肾

在温病过程中，由于邪热等因素的作用，正气必然受到严重的损害，所以温病的治疗每要用补法。温病的正虚一般来说是以阴伤为主，阴液的耗伤是一个常见而重要的病理变化，但对某些人及某些温病来说，也有阳气虚衰的病理变化。孟教授认为温病的正气受伤，不论是阴液耗伤还是阳气虚衰都是以胃和肾为纲，抓住了这两个纲，就可以做到辨证明、用药准。

1. 胃肾阴伤各有别

温病的阴伤有其自身的规律，这就是叶天士所说的"热邪不燥胃津，必耗肾阴"。孟教授在此基础上进而论述了胃阴伤与肾阴伤在病理上的关系、胃阴伤与肾阴伤的诊断与治疗。

他提出，在温病过程中阴液的耗伤可分为胃阴伤和肾阴伤两大类，辨明这两类阴伤对于指导温病的治疗具有重要的意义。

首先是胃阴伤与肾阴伤发生的原因有别。孟教授指出：温热病在卫气分阶段，其阴伤多以胃阴伤为主，而邪热深入营血分后，就可以进一步耗灼肾阴。这一病理变化是病情由轻到重的发展，也是中医学中所说的"穷必及肾"病理发展规律在温病上的表现。因而，在卫气分阶段阴伤的程度相对较轻浅，而在营血分阶段的阴伤除了胃阴外，还有肾阴的耗伤，相比之下其阴伤的程度就要重一些。他还结合具体的疾病提出：如热邪仅犯于卫气分，没有明显的营血分证表现者，其阴伤多为胃阴耗伤；如热邪深入营血后，则容易出现肾阴耗伤。究其原因，温邪一般首先犯于人身的肺或脾胃，表现在气分的病证多为肺胃热盛，所以易伤肺胃之阴。而当邪热深入营血分证后，必然会耗灼营血，严重的营血耗伤就会使肾阴受伤，从而表现为肾阴伤。他的这一观点揭示了热性病中阴伤的规律及阴伤与卫气营血病变之间的内在联系。

其次，胃阴伤与肾阴伤的临床表现各异。温热病中的阴伤可分为胃阴伤与肾阴伤两大类。胃阴伤与肾阴伤的临床表现在叶天士《温热论》中已有较具体的描述。孟教授在此基础上进一步进行了归纳，使两者的诊断更为明确。从两者发生的时间来看：胃阴伤者，多发生在温病的极期，即邪热，特别是胃经无形邪热或有形热结盛极之时，而在肺胃邪热渐退时往往可以表现出胃阴耗伤；肾阴伤者，多发生在温病气分证进一步发展而深入营血分阶段，多为胃阴伤的继续发展，病情加重之时，到温病后期，在历经了营血分证之后，肾阴伤的表现更为典型。从两者的临床表现来看：胃阴伤者，舌质多光红少津，但舌体未见枯萎，并可见口干渴，齿光燥如石而有光泽；肾阴伤者多可见五心发热，舌质光红无苔而色晦暗不泽，或有舌体枯萎，并可见齿色如枯骨而无光泽，或有齿龈流血而无肿痛，或见肢体拘急、震颤。

由于肾阴耗伤往往是胃阴耗伤的进一步发展，所以在肾阴耗伤时，多伴有胃阴的耗伤，只是因为肾阴虚衰的见症较为突出而可能掩盖了胃阴耗伤的临床表现。

此外，胃阴伤与肾阴伤的治疗方法不同。对温病阴伤的治疗主要可分为补胃阴（包括补肺胃之阴与补肠胃之阴）与补肾阴（包括补肝肾之阴）两大法。由于胃阴伤在肺胃热盛之时即有发生，所以在治疗肺胃热盛病证时，就应在清泄肺胃邪热的同时配合滋养胃阴之品，常用的如沙参、麦冬、玉竹、石斛等。如发生于温病的后期，邪热已退，则用沙参麦冬汤之类。而对温病在营血分证阶段所发现的阴伤，往往是其发生肾阴伤的前奏，此时的治疗不主在补肾阴，而是以养阴生津的甘寒之品为主。但到温病后期，邪热已退而肾阴伤之见症已著时，则需主以滋补肾阴，以加减复脉汤为主，如已见阴虚风动之象，则当加入三甲之类。

2. 滋补胃肾辨异同

孟教授指出，在温病过程中，虽然胃阴伤与肾阴伤是温病阴伤的两大纲，但两者之间又有着密切的联系，即既要知两者之异，也要知两者之同。这对于指导治疗温病的阴伤同样有重要的意义。

首先，胃肾之阴在生理上有密切的关系。肾阴属先天，胃阴属后天，先天为后天之本，后天则养先天。从层次上来说，在人体阴液中肾阴要更深一些，所以又称为肾精，但肾阴必须要有胃阴的不断滋养和补充。在温病过程中，胃阴耗伤过甚，就能进一步耗伤肾阴，正如吴鞠通所说："温邪久羁中焦，阳明阳土，未有不克少阴癸水者。"另一方面，在温病中如见肾阴耗伤，其胃阴一般也已大伤，但胃阴伤者，不一定也有肾阴伤。

基于以上的观点，孟教授提出，治胃阴虚与治肾阴虚虽有甘寒与咸寒之别，但在具体应用上两者是密切相关的。在温病发生胃阴虚时，用药主以甘寒养阴生津之品，如此时患者属肾阴素虚或邪在营血，有发生肾阴虚之可能，也可按叶天士所说：在甘寒之中加入咸寒。对肾阴虚之治疗，并非只用咸寒，而实际上仍是以甘寒为主，所以吴鞠通把治疗肾阴耗伤的代表方加减复脉汤称为甘润存阴法。孟教授提出，在温病的养阴法中甘寒养阴是基础，对胃阴耗伤者固然应主以甘寒，即使是营阴、血液、肾阴耗伤者仍是以甘寒养阴生津为主。其原因是胃阴为全身阴液的来源，不论所伤何种阴液，都是从胃阴耗伤开始的，而其补充也必须首先滋养胃阴。另一方面，营阴、血液、肾阴等都属于不能速生之物，而胃阴来自水谷，甘寒之品可以直接补充胃阴，对于温病这一类发展很迅速的疾病来说，补充体内阴液的不足，以甘寒养阴生津最为快捷。在这一思想的指导下，他带领研究生对甘寒养阴生津法及其方药的作用机理进行了大量的实验和临床研究。研究结果表明，甘寒养阴方药不仅可以有助于纠正体内的水、电解质平衡紊乱，而且具有中和毒素，抑制发热效应，减轻病原体对机体的损害，阻止 DIC 的发生，改善血液流变和血凝性质等多种重要的作用。这些研究成果不仅证实了孟教授对温病养阴法观点的正确，而且对指导临床实际应用有重要的价值。

3. 补阴亦当重阳气

孟教授还强调指出，阴伤固然是温病正气不足的重要表现，但温病也有阳气虚衰者，所以在重视阴液的同时也不可忽视阳气的盛衰。而在温病中阳气的不足也可区分为胃肾两大类别。凡素体中气不足，或感受湿热病邪而发病者，在病变过程中每易导致脾胃阳气不足，在疾病后期还有可能形成寒湿之证。而素体肾阳不足者，除了在发病之初可能出现内伏之邪不能外达，即柳宝诒所说：肾阳内馁，邪不外达之证，在病变过程中每易出现心肾阳虚或阳气外脱等危急之证。也有因脾胃阳虚进一步发展而导致肾阳虚衰，在病变后期表现为寒湿之证者。因而在温病的治疗中不可只顾及阴液而忽视阳气，特别对素体阳虚者，或属湿热性温病者，在病变过程中每易出现阳气虚衰的病理变化。孟教授对这类病证在临床治疗时每果断地投用温补之品。如他在治疗温病正气外脱之证时，除了用滋敛阴液之药外，常与温补元气的参、附、芪之类并用。而在治疗湿温等湿热性温病后期湿胜阳微之证时，分辨其属脾胃阳虚还是脾肾阳虚，分别投用温补脾胃或脾肾之方药。

　　温病的治疗用滋阴、温阳，古人虽早已论及，但孟教授从中所找出的规律对于认识温病的病理变化和指导临床上对滋阴、温阳二法的具体运用起到了很大作用。

温病治则杂谈

　　外感热病中包括了伤寒和温病两大类。在温病学形成之前，一般把所有的热性病都称之为伤寒，正如《内经》中所说："夫热病者，皆伤寒之类也"。这是由于当时认为所有的热病都是因于寒邪而引起的。在这一思想的指导下，对外感热性病的治疗多投以辛温之法。但后世医家逐渐发现，有一部分外感热病在初起时可表现为热象，如概投以辛温之法，并不能取得预期的疗效，相反，还会引起某些变证。另一方面，这些热性病在病变发展上，也各有特点，与典型的伤寒病证有很大的不同。由此而提出了应明辨伤寒与温病，即王安道所说的："温病不得混称伤寒"。到清代，对温病的认识趋于成熟，温病学的主要奠基人叶天士对温病的治疗提出了许多原则，其中最主要的就是对卫气营血四个阶段的主要治则，即："在卫汗之可也，到气才可清气，入营犹可透热转气，入血就恐耗血动血，直须凉血散血"。这一治则的提出，不仅与伤寒六经证治不相抵触，而且起到了互补的作用，使对外感热病的治疗更加丰富、充实和完备。

叶天士的温病治则看上去似很简单，但其内包括了极为丰富的内涵。在具体运用时，必须加以思考和研究，深入理解和体会。本人就这一问题谈谈自己的一点看法。

在卫汗之可也

卫为卫外之意。卫表不固，则外邪得以入侵，可出现卫分证。卫分证实际上是正气抗邪的一种防御性反应。其主要的治法是辛凉解表。叶天士为什么还主张"汗之可也"呢？这里就要明确汗法和发汗的意义并不完全相同。在温病学中，汗法实为解表法，但邪在表时，并不一定都要通过发汗才能起作用。对温病来说，其表证是否要发汗，当视有汗或无汗而定。如表证无汗者，属表气郁闭，邪不外透，可发其汗，以开泄腠理，使邪热得以外泄。如表证有汗或无汗者，重在宣解，所用辛凉之品如牛蒡子、薄荷、桑叶、菊花等，不以发汗为目的，是通过宣通肺卫而解表退热。正如华岫云所说："辛凉开肺便是汗剂"。辛凉解表一法虽然在宋元时期就已提出，但当时实质上是辛温解表与苦寒清热二法合用，对于肌腠已经开泄而有汗的病证并不适用。至吴鞠通继承了叶天士经验，创立银翘散、桑菊饮等辛凉解表剂之后，已不在于求得发汗而解表，它与宋元时期所提出的辛凉解表名虽同，而含义并不一样。

对温病表证的治疗当用辛凉，原则上是对的，但辛凉一法虽有清热之功，但疏解透表之力不足，因而在临床上，于辛凉之中加入辛温之品的用法并不少见。如温病初起时，因表气郁闭而无汗，当在辛凉中参用荆芥、豆豉等辛温之品，以疏散肌表。再如风热在肺，外有寒邪束表，即所谓"寒包火"证，无汗恶寒较为明显，又当在清肺热的同时，酌加荆、防、苏叶等，甚则羌活、麻黄等辛温之品也可加入。还有伏气温病，由外寒引发者，里热炽盛而表有外寒，必须清里与辛温解表并用，虽有"里热清而表自解"之说，但毕竟不如适当加用辛温以疏解肌表而取效快捷。此外，又如夏月寒遏暑湿而用香薷透表发汗，湿温初起，湿遏卫气而用藿香、佩兰芳香宣透等，都属于辛凉与辛温复合使用。当然，需要注意药物的选择和配伍，才能避免发生助热伤津的弊病。

历代医家对温病初起有表证者都十分强调解表。如丁甘仁提出"烂喉痧以畅汗为第一要义"，喻嘉言对痢疾初起有表证者，创"逆流挽舟"之法，认为"外疏通，内畅逐"。即使一些外科疾患如乳腺炎，初起时有表证者，也强调用疏散之法。何廉臣为此曾指出："温热发汗，虽宜辛凉开达，而初起欲其发郁，必须注意辛散，佐以轻清，庶无凉遏之弊"。但目前临床上往往用清热解毒法代替解表法，所用药物大多是大青叶、板蓝根、紫花地丁、蒲公英等，这就走上了另一个极端，忽视了疏散肌表对于治疗温病表证的作用。所以对于温病表证应侧重辛散，慎勿凉遏。

到气才可清气

气，即为气分证，是指邪正均盛，邪已离卫而未入营分的病变阶段。其包括范围甚大，表现的证候也最多，如太阴气分、胸膈气分、少阳气分、三焦气分、阳明气分、邪伏膜原气分等。叶氏在此处则主要是指邪在阳明气分所用的法则，也就是针对无形之邪热炽盛于阳明气分而言的。

阳明气分的主症如：身大热，口大渴，汗大出，脉洪大等，即所谓"四大"症。治当用白虎汤为主。叶天士指出"到气才可清气"着眼在一个"才"字上，也就是告诫人们不到气分不要滥用清气之法，如表邪未解，恶寒未罢而早用清气，每有凉遏之弊。

吴鞠通曾指出，"白虎本为达热出表……汗不出者不可予也"，其意指"四大"症为使用白虎汤的标的。这是从原则上来说的，但又不能拘泥于此说。如在临床上见有里热亢盛，津液不布而表气郁闭无汗者，只要身有大热，口大渴，脉洪大三症具备，仍属阳明经证，尽管无汗，亦可使用白虎汤。在服药之后，表气得通，津液得布，往往汗出而热解。由此可见，白虎汤确有透热解表之效。当然，这里所说的汗出透表与解表发汗是不相同的，故郑雪堂说："白虎只能退热，未能疏表"。吴氏所说的"透热出表"中的"表"字不是指表证，而是指"外"的意思，如将白虎能达热汗出而退热理解为发汗解表，则大谬矣。

阳明经热的热势是热邪浮盛于内外，属无形热炽，故治疗重点在清，而在配伍用药方面，必须注意忌用芩、连等苦寒之品，否则使邪不能向上向外，还可苦燥伤阴。另一方面也要忌用地、冬滋腻寒滞之品，使邪遏不得外解；还应忌用茯苓、泽泻等渗湿分利过度而伤阴。

阳明经证阶段，每因热盛津伤而小便少或小便短赤，此时能否分利小便？吴鞠通曾说："温病小便不利者，淡渗不可予也，忌五苓、八正辈"。此又不可笼统言之。因热证小便不利的原因甚多，有阴伤与热结之分，当辨证对待。其中如因热结而小便不利者，可用清利的芦根、滑石、蚕砂之类。如因湿热蕴阻下焦而致小便不利的，可在清热之中参以五苓、八正散之属。因暑热内盛而小便短涩红赤的，也需要用六一散、竹叶之类以导热下行。其利小便的目的是也是使邪热有外出的通道，但对阴竭而小便不利者，不可浪用分利之品而已。不过在选用药物方面，宜用甘淡，不可过事淡渗。故吴鞠通所说的"淡渗不可予也"当是指阴伤所致的小便不利而言。

目前临床上治疗温病邪在气分证有一种倾向，即重视苦寒清热解毒而忽视辛寒透热外达，总认为苦寒清热解毒的作用要比辛寒清气为强，或以为苦寒类药物可直接杀灭或抑制病原微生物，类似于抗生素之类的作用。实际上，不论苦寒或辛寒，其作用主要都不是直接抑杀病原体，而是调动人体抗御病邪的内在力量所起的效果。另一方面，这两者在使用上的病机也迥然不同：一是热郁于内，宜用苦寒；一是热势浮盛于外，宜用辛寒，即各有其适应证。所以不能认为苦寒清气的作用就一定优于辛寒清气，两者必须在辨证原则下使用。

入营犹可透热转气

营是物质，有营养之义。营分证有营热炽盛及热灼营阴两个方面。营分邪热的来路既有从气分传入的，也有伏温发自营分者，治疗主以清营之法，而清营的要点又在于掌握"透热转气"。

透热转气着眼于"透"字，意指在清营药中加入轻清宣透气分之品。而运用这些气分药物则应根据邪热进入营分的浅深而灵活掌握，这是治疗营分证能否取得成功的重要环节。一般来说，当邪热初入营分时，气分邪热尚未尽撤，甚至气分、营分见证均已显著，呈气营两燔表现时，清气药物仍当投用，但侧重于用辛寒透热外达之品，仍寓"透"法在其中。如邪热已入营，虽然气分证不显著，仍当在清营药中，加入银花、连翘、竹叶等轻清宣透气分邪热的药物，不可一味投以滋腻凉血养阴之品，即叶天士所说："慎勿用血药，以滋腻难散"。如营热已开始传入血分，此时多无转出气分而解的可能，则当撤去气药，在清营之中又当酌加凉血之品。

营分证中每可见神志改变，但若仅见烦躁而时有谵语者，属营热扰心，不必早用开窍之品，只须清其营热则神志自能恢复正常。但是如神志症状较严重，有神昏谵语者，属邪热闭阻心包，虽也多见于营分证中，但并非单纯的营分有热，应在清营的同时配合芳香开窍之剂。我们曾有实验证明，安宫牛黄丸等清心开窍剂，对于保护脑细胞、减少脑细胞的损害有良好的作用，这是单纯性用清营法所不能代替的。

入血就恐耗血动血，直须凉血散血

血与营相类，营为血中之气，血为营之深层。温病热入血分，其病情最为深重，病机最为复杂，所以治疗也比较困难。而在一般书籍中，对血分证的治疗却较为简单，大体只举犀角地黄汤一法，当然，这种看法是有其局限性的。

血分证因血热炽盛，当然要用凉血之法，但既然因热盛而动血，为什么还要强调散血呢？这是由于血分证每有络伤血溢等原因所致瘀血，再加上凉血之品性寒凝，止血易致留瘀，都会产生瘀血，所以叶天士指出血分证的治疗一方面要清热凉血解毒，用犀角、丹皮、生地等，另一方面要配合凉血化瘀药物，如赤芍、丹参、桃仁、红花等。柳宝诒也认为，对热甚动血之证，如滥投凉血止血，"以致血虽止而上则留血在络，下则留瘀在肠，甚至留瘀化热"。近年来实验研究表明，血分证患者血液多呈高黏、高凝、高聚状态，所以配合活血化瘀药物，不仅可有效地防治血管内弥漫性凝血，保护脏器，而且可以增强凉血、清热、解毒的作用。

有人认为，血分证只有属热、属实之证，而无虚证，并认为只有在三焦辨证中下焦肝肾阴伤证才能弥补其不足。此说也有欠全面之处。且看叶天士明确提出的"入血就恐耗血动血"，说明血分证应包括耗血与动血两个方面的病理变化。在叶天士《临证指南医案》中每多提到"劫烁津液""津枯""肾液涸""肾气竭"等病变。由于阴、血、津、精皆同源而质相似，耗血实际泛指了阴血耗损，自然属于虚证范畴。因而，血分证一般来说，不是单纯性的热证和实证，而是兼有阴血不足的虚实相杂之证。故治疗血分证每可根据证情加入滋养阴血的药物，如生地、玉竹、天花粉、麦冬、玄参等。近年来的实验也证明，在血分证的治疗中加入滋养阴血之品，也有防治血管内弥漫性凝血、对抗细菌毒素、减少脏器病理损害等作用。由此可见，认为血分证只有实证用清而无虚证用滋补的看法是不够全面的，这一提法可能是由于叶天士对耗血方面没有明确提出治疗法则而产生的错觉。

温病阴虚用滋阴法是必然之理，但有肺阴伤、胃阴伤、肾阴伤及阴伤程度浅深的不同，还须细辨。肺阴伤与胃阴伤两者虽有区别，但在几微之间，故均宜用沙参麦冬汤及益胃汤。至于肝肾阴伤，是为邪少虚多之证，治宜用咸寒之剂，如三甲复脉汤、大定风珠等。甘寒之剂与咸寒之剂，在临床应用上应有所区别。

总之，卫气营血辨证的病理变化是很复杂的，以上仅是举其要而论之，还有许多问题尚须与同道进一步共同研讨。

温病昏、呃、痉厥证治

温病是由温热病邪引起的热象偏重，易于化燥伤阴的一类外感疾病。孟教授认为这类疾病虽致病原因各异，发病季节不同，但它们在发生发展过程中，常有昏、呃、痉厥等特殊性的症状出现。这些症状，其病因、病机又各有别，所以必须按照辨证施治原则进行处理。以下就介绍孟教授在这方面的学术观点和临床经验。

昏　迷

昏迷是温病过程中常见的临床表现，由于神志昏迷常与谵语同时出现，所以习惯上往往昏谵并称。昏谵的基本特征是意识障碍，神志昏迷，语无伦次，其深度昏迷者，可以昏睡而无语，故又称昏愦。温病中出现昏谵，系机体高级神经活动受到严重抑制，多与心脑有关，是病情危重的标志。引起昏迷的病种甚多，如中毒性菌痢、中毒性肺炎、流脑、乙脑以及中暑、败血症等，它们的临床表现均有所不同，其病机约有以下几种。

1. 阳明腑实

阳明腑实证，除了见有潮热、腹满便结、苔黄燥有刺、脉象沉实等而外，并多伴有昏谵见症。在《伤寒论》中认为神昏谵语，多由阳明腑实热盛所引起。后世伤寒学派亦多赞同此说，如陆九芝："人病之热，唯胃为甚，胃热之甚，神为之昏。从来神昏之病，皆属胃家。"正因基于这种认识，所以他也就主张温病应包括在伤寒之内，不必另立门户。如他又说："温病热自内燔，其最重者，只有阳明经腑两证，经证用白虎汤，腑证用承气汤，有此两法，无不可治之温病矣"。据此，我们认为热病出现神昏谵语的原因较多，阳明腑实固然可以引起，而由其他原因引起的亦复不少。再说温病只有阳明经腑二证，治疗亦仅有清下二法，此说极为片面。因胃燥热结而发生的昏谵，辨证要点在潮热、苔燥裂、腹满便秘，治疗当用通下，以承气泻腑，腑气一通，神昏自可解除，不必专事用开窍药。

2. 邪陷心营

邪热内陷心营，多发生神昏谵语，其来路有自卫分径入心包者。叶天士："温邪上受，首先犯肺，逆传心包"，实即指此。所谓逆传，王孟英论之较为确切，他认为："邪从气分下行为顺，邪入营分内陷为逆"。意指卫分证不经过气分阶段，很快就出现神昏，从这个意义上来说，逆传者，实际含有"逆证"之意，以此反证，顺传者实即有"顺证"之意。章虚谷对逆传心包也有自己的看法，他认为"心属火，肺属金，火本克金，而肺邪反传于心，故曰逆传也"。此种说法，颇属牵强，无怪王孟英说他"以生克为解，既乖本旨，又悖经文"。神昏的另一来路是从气分而来，在气未解，传入心营，可以出现昏谵。此种与卫分传来逆传心包之见证基本相同，本无本质区别，只是在病程中出现时间稍早稍迟而已。辨证要点，均以舌红绛为准，总的治疗原则，亦均宜开窍，但须区分是热闭还是痰蒙。热闭与痰蒙病因、病机、临床表现等方面均有所不同。

（1）热闭：热闭由热邪侵入心包，清窍闭阻所致，其昏迷程度深，常表现昏愦不语，呼之不应，甚或循衣摸床，撮空理线，且伴有高热，烦躁，谵语，舌绛等症，多见于热邪深入营血分阶段。宜用清心开窍法，常用方剂，如以营分热盛为主者用清营汤，以邪犯心包为主者用清宫汤，均可配用开窍药如安宫牛黄丸、至宝丹、紫雪丹等，此三者均有清除心包痰热、苏醒神志之用。吴鞠通从药味上分析，认为"大抵安宫牛黄丸最凉，紫雪次之，至宝又次之，主治略同，而各有所长，临用对证斟酌可也"。此说可作参考。但此类药物多含有犀、羚、脑、麝等灵异之品，其气多香窜入心，故温病未见厥闭者，不可早用，否则有开门揖盗，引邪深入之弊。或问：若阳明太实，上冲心包，而见神志昏愦，其治则又当如何？吴鞠通对此主张是："邪在心包阳明两处，不先开心包，徒攻阳明，下后仍然昏愦谵语……"此说有一定的临床指导意义，但又不可视为定论。若两者俱急，可考虑使用牛黄承气法，一边开窍，一边泻腑。当然，如遇此等证，只一味攻下而不予以清心，那就不符合治疗原则。

（2）痰蒙：痰蒙因温热痰浊蒙蔽清窍而成，一般昏迷程度较浅，神志昏蒙，间有谵语，呈似清似昧、时清时昧状态，问答中有清楚之词，身热大多不高，无狂躁不宁现象，舌上罩有黄腻苔，此多见于湿热证或温病夹湿证，辨证要点在神志如蒙、舌上有黄浊苔垢。治疗当用豁痰开窍法，常用方如菖蒲郁金汤，还可配合使用开窍药如苏合香丸等，重在化痰涤浊，痰浊去则窍自开。此证切不可使用清心开窍法，因愈清则痰浊愈生，反使神昏加甚；反之，本法亦不能用于热闭证，误用亦有助热化火之弊。

3. 血蓄下焦

温病下焦蓄血，或妇人病温，适值经来或经断，热入血室，热与血结，均易产生神志症状。其症旦明夕昧，夜更神昏，低声呓语，如见鬼状，甚或其人如狂，并伴有少腹硬满急痛，大便秘，小便自利，病人漱水不欲咽，舌紫绛，舌面望之若干，扪之潮润，脉多沉实。此证之神志异常，既不同于腑实，又不同于邪陷心包，其辨证关键要紧紧抓住舌紫绛而润，少腹硬满而小便自利，其人如狂。叶天士认为："血结者身体必重，非若阳明之轻旋便捷，何以故耶？阳主重浊，络脉被阻……"此种以身体之重轻，作为有无血结之辨证，似难确信，应从整体症情上加以辨识。因血结而产生的神昏，治疗当宜祛邪通络，化瘀破结，通常使用桃核承气汤。此证重在活血化瘀，不能因见有神志症状，徒事开窍，则往往不能生效。

4.湿阻下焦

温病秽湿郁阻肠道，上蒙清窍，也可出现神昏。吴鞠通《温病条辨》下焦篇立此方证："湿温久羁，三焦弥漫，神昏窍阻，少腹硬满，大便不下，宣清导浊汤主之。"此是湿久郁结于下焦气分，闭塞不通所致。虽也有神昏腹痛，不大便，但其舌苔厚腻，则不同于阳明腑实证。虽有苔腻神昏，但有腹满便秘，则又不是湿热酿痰证，更不同于邪陷心营与血结证，故不用硝黄以攻下，活血化瘀，也不专事芳香开窍，而是用宣清导浊汤，取猪苓、茯苓淡渗利湿，寒水石清热降火，以化无形之气，更妙在用蚕砂以泄利湿浊，皂荚子除湿通便，共逐有形之湿。此方不在开窍而重在涤浊，不开窍而窍自开，是治病求本之法，此方颇具巧思，也是温病学家补前人所未备之一大成就。

上述神志异常，有因腑实而用承气攻下的；有因邪入心营，分别热闭与痰蒙而用清心开窍与豁痰开窍的；有因血结而用通瘀破结的；有因湿阻下焦而用宣导湿浊的，可见对于神志异常的证治，其内容远较《伤寒论》丰富得多。

呃　逆

呃逆又名曰哕，也是温病过程中常见临床症状之一。呃逆的产生多与胸膈气机痹阻有关，但其症情有轻重之分。其重者亦应视为险象予以重视，当亦不可一见有呃逆而无措。因其病位、病机不同，证候有虚有实，必须加以辨证。

1. 病在上焦

吴鞠通《温病条辨》上焦篇载："太阴湿温，气分痹阻而哕者，宣痹汤主之"。此因上焦气分痹阻而作呃，病位在上，病势轻浅，外无险候，因主以宣痹汤以宣肺气之痹结。全方药仅五味：豆豉、射干、郁金、通草、枇杷叶。药取轻清，宣开肺气以止呃，此有轻可去实之意。本病在肺，其性属热，慎不可一见呃逆，不加辨证而套用丁香柿蒂散。关于宣痹汤，常于治疗感冒之后，邪留于肺，肺气痹郁而不宣者，故以一方而能治两病，"异病同治"，就是证同治亦同，这里说的证，实质指病机而言。

2. 病在中焦

吴鞠通《温病条辨》中焦篇载："阳明湿温，气壅为哕者，新制橘皮竹茹汤主之。"此因湿热壅遏胃气，气机不畅而作呃，与前述之肺气痹结作呃两相对待。两者病机不同，彼在肺，此则在胃，故不用宣痹汤而用新制橘皮竹茹汤。此方从橘皮竹茹汤加减而成，意在和胃降逆，胃气和降则呃逆可平，因病在气分，只宜宣展气机，故吴鞠通告诫"不宜用参甘峻补"，因愈补则愈塞，气机愈壅，则呃逆愈不能平，此属经验之谈。

此外，阳明温病，实热壅塞，又可作呃，此较气壅为哕者又深一层。本证之呃，是因胃气大实，致使肺气不降而成，此呃之特点是连续呃逆，还有腑实见症存在，通腑降逆为治疗之急务。因之可用下法，里气得通，呃逆则止，此又是下法变化之例证之一。

3. 病在下焦

病在下焦的呃逆特点是呃声断续，时微时甚。从表面证象来看，其呃声断续似较连声哕者为轻，其实不然，温病见此呃逆，其整个证情虚象毕现，当已有昏陷之势，临床必须警惕。吴鞠通解释其声断续，认为"乃下焦冲虚之哕，其哕之来路也远。"此种解释，当然未能触及疾病本质，但从其"其哕之来路也远"一句来看，似指此证之呃要比上焦气痹、中焦气壅作呃者为深重，所以他说此呃属下焦。下焦之呃，意味着已是重危之候。

上述呃逆一证，有上中下三焦之分，其症情与险恶程度均有轻重之殊。当然呃逆仅是一个症状，必须结合全身情况加以判断，方能全面。

痉　厥

痉与厥本来是两个不同症状。痉指痉挛强直而言，厥的含义有二：一为四肢厥逆，一为昏晕厥逆。由于温病过程中常常先痉后厥，厥而又痉，或痉厥并见，故习惯统称为痉厥。温病出现痉厥，与心、肝、肾等脏器有关，临床着重鉴别虚实两大类型。

1. 实风内动

表现为实证，多发生在温病的极期阶段，由于热邪炽盛所致，所谓"热极生风"。邪热炽盛，阴液急剧耗损，筋脉干而拘急则痉，如阳气被遏，郁而不达，则四肢不温则厥。实风主要表现为抽搐来势急剧，频繁有力，颈项强直，甚则角弓反张，检查巴氏征、克氏征多为阳性，牙关紧闭，两目上视，肢冷昏厥，伴有高热，脉洪数或弦而有力，舌红苔黄等症。值得指出的是在发生痉厥之前，往往见有不定惊跳、肌张力增强，颈项有抵抗，两目凝视，口角时有颤动以及意识障碍等，此为动风之先兆，临床必须细心观察，预防因实风而起的痉厥。治宜凉肝熄风，代表方为羚角钩藤汤。见有昏厥的还须配用开窍药，抽搐甚者可用止痉散。然亦常有见痉止痉不效者，如系阳明经邪热炽盛，则宜用白虎汤清之；如系气分胃肠实热亢盛，内有燥结者，又当予攻下，若徒恃羚羊、钩藤熄风而不平者，则治亦不能合拍，必须通泻腑热而痉自定。此是下法在治痉上的又一变化运用。

2. 虚风内动

虚风内动则表现为虚证，大多发生在温病的后期或恢复期，由于热邪逗留日久，阴津血液耗伤已极，筋脉失于濡养而呈动风之象，故称虚风内动，其临床表现，除见有手足蠕动或瘈疭、口角颤动、心中憺憺大动等虚风内动之征象外，常伴有低热、颧红、口干舌燥、五心烦热、耳聋失语、形瘦神惫、舌尖绛、脉虚细等肝肾阴伤等见症。治疗宜用滋阴潜镇法，如三甲复脉汤及大小定风珠等方。此类方剂，药多浓浊滋腻，必须在"邪气已去八九，真阴仅存一二"，邪少虚多的情况下运用。若用之不当，敛邪损正，其害亦不小。当然，虚风内动证又有兼夹湿邪痰浊不化而成虚中夹实之证者，治疗用药则比单纯虚证为棘手，必须祛邪与扶正并用，此则不可拘泥于"邪少虚多，方可滋阴"之说。

以上所介绍的昏、呃、痉、厥是温病过程中常见的症状，这些症状的出现，表示症情危急。祖国医学对这方面证候的处理，无可否认是有一定的疗效的。近年来，中西医结合运用多法治疗，其疗效更为显著。事物都是在变革中前进的，我们应该创造更多的理论和治疗手段，使对温病治疗的内容逐步充实和完善，更好地为人民健康服务。

老年性咳喘

　　咳与喘是两种疾病，各有不同的内涵，但两者常同时并见，所以一般互称为咳喘。咳喘有外感与内伤之分，而内伤咳喘又往往由外感失治而转来。咳喘是常见病，又是多发病。四时都可发生，男女老少均可患。

　　在临床上，由于不同的原因，可发生不同类型的咳喘。大体上说，有因感受风寒而用麻黄汤或金沸草散者；有因外邪化热导致肺胃热而用麻杏石甘汤者；有因热哮喘急而用定喘汤者；有因外感风寒，加以痰饮内停而用小青龙汤者；有因湿痰阻肺，气逆不降而用三子养亲汤者等。咳喘也是老年人的常见病，老年人患咳喘与常人在治疗并无太大的差别。但老年人毕竟体质多虚，脏器多损，其咳喘发作每与肺、心、肾三脏的病变有关。在临床上，老年人咳喘表现错综复杂，但比较常见的有两个证型：一为上实下虚证，一为肺肾两虚证。以下介绍孟教授对这两类证型的诊治体会，以供同行参考。

上实下虚证

　　本证为素有痰饮内伏，又感受新邪，从而形成上实下虚的病候。主要临床表现可见：咳嗽，喘促，痰多稀白，胸闷，短气，形寒，或有腰酸脚软，或肢体浮肿，舌苔白滑或白腻。方用苏子降气汤以降气平喘、祛痰止咳。

本证的辨证要点在上实下虚。所谓"上实"，是指痰涎上壅于肺，或加上肺经感受风寒，所以肺气不能宣降，表现为咳喘痰多，胸胁满闷等症。所谓"下虚"，是指肾阳虚乏，可表现为腰酸脚弱，四肢清冷，舌质淡，脉沉细等。如肾虚不能化气行水，则可上泛为痰，外溢肌肤而为肿。由于本证虚实并见，所以治疗必须上下标本兼顾。方中苏子能降气止咳平喘，为本方主药。辅以半夏、厚朴、前胡加强祛痰止咳平喘的作用，以治"上实"为主。另外再用肉桂温肾祛寒，纳气平喘，并用当归协助肉桂以温补下虚，且能治咳逆上气，此即用以治"下虚"。方中还配伍了生姜、苏叶、甘草等，目的在于协助散寒化饮、宣肺和中。全方有疏纳并用、肺肾同治的作用，可使气降痰化，则咳喘自平。

若本证下元亏虚较甚，肾不纳气，上气喘促，胸中痰壅，四肢不温，属于上虚下实的重证，可配合服用黑锡丹，每次用1~2g，以温开水或淡盐汤送下，日服一次，一般可连服三五日，效果甚明显。黑锡丹能温补肾阳、散阴寒、镇逆气、定虚喘，但不能连续长期服用，以免发生铅中毒。

肺肾两虚证

本证多为肺肾两脏俱虚，气阴不足，脾虚不能制水，水气上泛，湿聚痰生而致。症见咳嗽喘促，动则喘甚，甚则不能平卧，痰带咸味，苔多厚腻或水滑。方用金水六君煎，化湿祛痰，止咳平喘，补益肺肾。

现代医学慢性支气管炎、肺气肿等属于中医学咳喘病范围，与肺肾两虚的虚性咳喘颇为相似。本证多为感受新邪而诱发，所以往往表现为表里同病、虚实夹杂之证。古人有咳喘"平时治肾，急时治肺"之说，而对本证的治疗，若投用一般的止咳化痰平喘之剂，虽可取得一时之效，但难尽得全效。本方系二陈汤加归、地而组成，该方使用适应证中提出痰带咸味，实际临床应用时，不必拘之，如其他见症已具备，也可用该方。方中用半夏、陈皮理气化痰，使气顺而痰降。所用茯苓可使脾健湿化，因痰由脾虚而生，又为湿邪所化，所以用健脾之品既可健脾以杜生痰之源，又可祛湿以化痰。茯苓与半夏、陈皮、甘草相伍是二陈汤。方中配伍熟地以补肾纳气而平喘，用当归以和血。据《神农本草经》载，当归本身就有治咳逆上气之效。然而，有人一见该证患者，舌苔厚腻或水滑，以其痰湿重而甚少投用当归、熟地等滋腻之品。其实，本方之妙就在于用归、地以治咳喘发病之本，且方中配伍了理气化痰的二陈汤，所以无滋腻阻滞气机之弊，而二陈汤得归、地也可减少温燥伤津之弊。本方在临床上治疗屡治无效的属于肺肾两虚的慢性咳喘病例，往往能取得较好疗效。

本证若肺肾两虚较甚，肾不纳气，而导致咳喘倚息不平，甚至张口抬肩者，可选用紫河车、核桃仁、紫石英等以加强纳气定喘的作用。也可与参蛤散（人参、蛤蚧）配合使用，必要时可加入冬虫夏草，能有助于补肺益精，温肾纳气，增加定喘逆之力。

慢性支气管炎、肺气肿常因继发感染而加重病情，不仅咳喘变重，而且会出现各种邪实表现，从而呈虚实夹杂之证。对这类病证可在金水六君中加入麻黄、杏仁，含有三拗汤之义，有宣肺化痰，清热平喘之功。若感邪较重而肺燥口渴者，亦可加入生石膏，以清宣肺热。如属兼有心气不足者，又常出现心悸、心慌、胸闷、自汗淋漓等症状，此时病情危重，治疗极为困难，如大清肺热则随时有心阳脱变之虞。对这类病证，可在方中加入熟附片。石膏与附子同用，一面可强心，一面可清肺，相配不悖，危重之证每可得救。

综上所述，苏子降气汤与金水六君煎均为肺肾同治、纳气定喘之剂，对于老年咳喘病都有独特的效果。然而两者相较，苏子降气汤治上实下虚之咳喘，是肺气实而肾阳虚之证；金水六君煎治肺肾两虚之咳喘，是肺气虚而肾之气阴均虚之证。故两者作用相似，也有一些不同之处。

诊余漫话

清法的临床运用与体会

在外感热病的治疗中，清法是祛除邪热的主要治法。但这不意味着一见发热，便一概投用清法。对邪热的治疗，首先应区分其性质。如邪热有无形与有形之别，若邪热已与有形实邪如燥屎、痰湿、食滞、瘀血等相结，就非得祛除其有形之邪不可，当分别投以攻下、祛痰化湿、消食化滞、活血化瘀等法，如徒用清法，则邪热必不得去。此外，邪热又有因阴虚或虚阳外浮所致者，此时当分别投用养阴或温阳之法，更非清法所宜。可见，把清法等同于退热法是不恰当的。对外感热病发热的治疗，除了清法外，汗、吐、下、和、消，甚至温、补等法都有退热作用。另一方面，清法的作用也并非只限于退热。据现代药理研究，清热方药有抗病原微生物、抗毒、调整机体免疫功能、消炎、改善微循环和血凝机制等多方面的作用，祛除邪热则是以上多种作用综合起来的效果。

运用清法还必须辨别邪热所在的部位，除了分清脏腑外，最重要的是按邪热在卫、气、营、血的不同而用不同的清法。邪热在卫分时，当以解表为主，对于表热之证，临床时每配合清热之品，但严格说来，此时仍为辛凉解表之法，属"汗法"范畴。如邪热在气分，当主以清法为主，此时应注意区别热势的外浮与内郁两种趋向，二者的病机、症状不同，治法各别，不可混淆。

如属热势浮盛于外，患者多表现肌表热势壮盛，面目红赤，汗多，口渴引饮，脉洪数。其治疗以辛寒之法为主，如滥用苦寒之剂，甚易化燥伤阴，遏抑邪毒。白虎汤是辛寒清热法的代表方，其作用在于以辛寒之性因势利导，使浮盛之邪热透达肌表而外解。历代医家都强调白虎汤的适应证应具有"四大"症（大热、大渴、大汗、脉洪大）表现，吴鞠通在《温病条辨》中提出："若其人脉浮弦而细者，不可与也；脉沉者，不可与也；不渴者，不可与也；汗不出者，不可与也。"前人提出"四大"见症，是为了强调该病证属于邪热浮盛于外而有向外泄越之势，然而在临床运用时就不必拘于"四大"症俱备。孟教授在临证时，对见有肌肤壮热、大渴引饮、脉洪大有力者，若肌表干燥无汗，亦诊断为阳明无形邪热亢盛，其无汗是由表气郁闭所致，故仍投用白虎汤。对这类病证每在服白虎汤后即见汗大出，热势则随之而减，这正是白虎汤"透热出表"的作用。如病人身无汗而凛凛恶寒，可仿俞根初新加白虎汤之意，加入薄荷3g，荷叶10g以助开腠达表之力；如病人兼见腹满、便秘、舌苔焦黄而燥，则可加入大黄、芒硝，即为白虎承气汤之意。白虎汤中的石膏当生用。

对于邪热在气分而热势内郁有化火之势者，多属热毒内盛，患者每表现口苦心烦、尿黄赤、舌红赤、苔黄燥、脉滑数。其治疗以苦寒之法为主，如投用辛寒之剂，甚易导致邪势张扬而难以扑灭。若用苦寒之品，一般不主张盲目重投，勿使过量。特别是黄连，不仅其药源较紧张，而且如用量稍大，每可造成败胃或化燥伤阴等不良后果，所以孟教授一般只用3~5g。此外，在临床上孟教授所用的清热解毒之品，多选择连翘、竹叶、板蓝根、大青叶、虎杖、黄芩、栀子等苦寒之性较为平缓者。当然，对于阳明经热，已酿成火热之毒，甚至有内迫营血之势者，辛寒、苦寒两法当并用，如阴液受伤较甚者，还可配合甘寒、咸寒之品。

如邪热已深入营血分，当用清营凉血法。作为清营凉血主药的犀角，目前极其难得，且已不再允许作为药用，在临床上虽然可用大剂水牛角代之，但其清热凉血之力似不够理想。孟教授一般以大剂生地（鲜生地尤佳）配伍水牛角，其凉血之作用似可显著加强。邪热进入营血分后，每每同时存在明显的阴伤与血液瘀滞，因此其治疗不可仅着眼于清法，而应注意配合滋养阴液与活血化瘀。临床实践及动物实验都证明，治疗营血分热证，适当地配伍滋养阴液和活血化瘀，不仅可以加强清法方药的作用，而且有助于保护组织、减轻病理损害，改善凝血机制，减轻或阻止血管内弥漫性凝血的形成。

胃与肾的关系及其临床诊治运用

在热病的病理变化过程中，胃与肾关系甚为密切，并反映了热病病变程度的浅深和病情的轻重，在治疗方面，也往往相互照应。

胃与肾的病理变化，主要表现为邪热亢盛于胃而耗伤胃阴及进而消灼肾阴。每当肺卫邪气不除，多传入阳明胃经，致胃的纳谷生津功能失调，加上邪热易伤阴津，致使胃阴受伤亏耗。此阶段病证多表现为高热、烦渴、汗大出、脉洪大、舌质红等阳明无形热盛的特征，病情多属正气尚强，邪气亢盛的实证阶段，此时少阴肾阴多未累及，故治疗主以清泄阳明胃经之热，常用辛寒清气的白虎汤治之。白虎汤清热作用较强，但其滋养胃阴之力则嫌薄弱，在胃阴明显受伤时，常加沙参、石斛、玉竹、花粉之类，既能滋养胃阴，又可增强清热药物的作用，疗效往往较单纯的白虎汤为佳。邪热在阳明久羁，胃阴损伤明显，而邪热已消退，可用如沙参麦门冬汤、益胃汤之属，以滋养胃阴为主。如邪热未净，又当配合清解余热之品。邪热在阳明胃经耗伤胃阴，属于气分阶段，如邪热深入营血，损伤营阴血液，阴津耗伤更为显著，若进一步发展，"穷必及肾"，每可消灼真阴，出现肾阴亏虚之候，此时多见有低热，手足心热甚于手足背，舌质光亮无苔，甚或干枯而萎，脉细而数等症，施治之法，重在填补肾阴，方如加减复脉汤等。由上可见，在热病病变中，邪热多先侵入中焦阳明胃，耗伤胃阴，病情进一步发展，病入下焦，消灼肾阴，病情是从轻至重的发展过程。在临床上，邪热伤胃阴和耗肾阴的病变阶段不是截然分开的，常可见到邪热耗伤胃阴的同时，肾阴已累及，当然病已深入下焦伤耗肾阴时，胃阴耗伤也会同时存在，只是两者病变轻重的侧重面不同。在治疗上应根据胃阴伤与肾阴伤的轻重程度，施以滋养胃阴为主或填补肾阴为重。

在诊断上，可从舌质变化上判别胃阴伤或肾阴伤。一般地说，在胃，舌质多红或绛，质体未见枯萎，病已发展至肾阴耗伤，其舌质多呈紫暗，枯萎而干。如叶天士所说："舌绛而光亮，胃阴亡也……绛而不鲜，干枯而萎者，肾阴涸也"。

另外，在验齿方面，同样有胃肾病理上浅深轻重之分，如叶氏说："齿为肾之余，龈为胃之络，热邪不燥胃津，必耗肾液。"此中很有诊断价值。如牙齿光燥如石而有光泽者，属于胃热盛，只需清胃热，牙齿即可转润；若是牙齿色如枯骨，而无光泽者，属肾液枯涸，病情深重，多为难治。再如在病深热甚动血时，齿龈上常见有结瓣。阳热盛而渗血者，其色必紫，紫如干漆样；肾阴虚而虚火内炎，渗出之血，其血必黄，黄如酱瓣样。此中亦有虚实可辨，治法各异。如是因阳热盛而动血结瓣者，宜清泄胃热为主；因于阴虚内热而动血结瓣者，则当以填补肾阴为主要方法。

齿缝流血之症，亦有属胃属肾之分。如齿缝流血，血色鲜红而量较多，齿龈且肿痛，是为胃火冲激，病多属胃热实证；若齿缝流血，其血涓涓渗出而量少，齿龈无肿痛，患者面部呈晦滞色，多为肾阴亏虚，虚火上炎，其病属虚。其属胃热实证者，治以清法或泻法为主兼以养阴；肾阴虚者，宜用咸寒滋补肾阴法。

还需指出，热邪传阳明胃，可以在经，也可在腑。在经为无形热炽，可以由胃及肾；在腑者为有形热结，也可由胃及肾。有的医家认为，胃为五脏六腑之海，位居中土，最善容纳，邪热入胃则不复它传。然证之临床实际，并非如此。若是热结阳明，已成腑实证者，如不及时通下，往往由胃及肾，耗伤肾阴。如吴鞠通所说："温邪久羁中焦，阳明阳土，未有不克少阴癸水者"。又说："阳明大实不通，有消亡肾液之虞"。

此即所谓"土燥水干"之证。阳明腑实，肾阴又亏，其表现除腑实见症外，还有咽干口燥唇裂，舌红而干甚，或神倦欲眠等，当此之际，虽可用承气之类急泻存阴，以救少阴之消，然肾阴亏虚已极，若单凭攻下，已不足以救少阴之液，必须攻下与滋阴复合使用，一面攻下存阴，一面滋肾救液，方为善法。如因循迟疑，迨至肾液枯涸，多有难以挽回者。正如吴鞠通所说："阳明太实者死"。因之不可拘于"阳明无死证"之说。

在热病过程中，若胃热亢炽，或久羁不解，往往有伤及肾阴之虞，尤其是素体肾阴亏虚者，病变更易传至肾，此时多可在清泻阳明之热，滋养胃阴的同时，酌加咸寒之品如生地、玄参、龟板之类以顾护肾液，此即叶天士所说的"先安未受邪之地"。

在湿热性温病中，病变重心在中焦脾胃，在湿热化燥化火后，也可见阳明热盛或胃阴耗伤之证，其后亦可深入下焦而耗及肾阴。另一方面，由于湿为阴邪，同时也可耗伤阳气，或因滥用苦寒等，亦可造成脾胃阳气不足，甚至出现寒湿之象，治疗当从温化入手，脾胃阳虚也就进一步发展而出现脾肾阳虚，治法上除了顾护脾胃之阳外，还须顾护肾之阳气。

总之，在热病中胃与肾的关系具有由胃及肾、从轻至重、自浅入深的病变特点，了解此病理变化的重要规律，对指导热病的临床诊治，有重要的意义。

药用心悟

为医之道，贵在辨证，辨证当以中医理论为基础，运用四诊八纲，然后得出"证"的概念。有证要有方，有方要有药，是以理、法、方、药，是中医临床之要素。其中选药尤为重要。药有四气五味，必须配合得当，药证相合，方见功效。用药要专，不可庞杂，切不可头痛治头，脚痛治脚，面面俱到，处处不漏，结果必然是杂乱无章，药物重叠。药的用量，亦不可过轻过重，轻重之法，当视证情轻重缓急而定。病轻药重，则药过病所；病重药轻，则药不能及，均非所宜。另一方面，药的用量，还应根据药的本身性味质地而定，如滋补药芪、地之类，轻用则无力；若细辛、麻黄、黄连等则不宜重用。古人有云"（细）辛不过钱，麻（黄）不过八"，此当不必拘泥。但这种严格控制其量，无非示人以规矩，至于剧毒药如雷公藤治肾炎、风湿痛，白花蛇、乌梢蛇等虫类药治关节炎及类风湿性关节炎，均有较好的疗效，当然用之宜慎，不可滥用、久服。经云"大毒治病，十衰其六"，即是此意。对于药物配伍，亦有讲究，配伍得好，可以增强疗效，俗称为对子药。如牛子配蝉衣清热透疹，三棱配莪术活血止痛，姜黄配海桐皮治脊痛，防己、苡仁配络石藤治腓肠肌转筋，天麻配南星化痰除眩，石膏配细辛治头痛、牙痛，细辛配川芎治头痛、心绞痛，全蝎配蜈蚣治面神经麻痹及三叉神经痛，干姜配乌梅治嘈杂吞酸，桃仁配红花通络和血，有祛瘀生新之效，人参配附子除痹止痛，桂枝配附子回阳救逆，其他古代成方，如瓜蒌配薤白治胸痹，延胡配川楝子治胃痛、疝痛，蒲黄配五灵脂治瘀血痛，白芍配甘草治筋挛急及腹虚痛，桂枝配甘草解除冲逆，此种配伍方剂甚多，举不胜举，可在临床上选择运用。

论温病卫气营血学说

　　卫气营血学说是中医温病学的主要理论，其用以分析温病的发生、发展、病理变化和进行温病的证候归纳，作为指导温病治疗的主要依据。本文拟根据孟澍江教授对卫气营血学说的阐述，围绕卫气营血学说的形成、内容、发展、近代研究和一些有争论的问题作一简略的介绍。

《内经》对卫气营血的论述

　　"卫气营血"的概念首见于《内经》,《内经》已比较详细地阐明了卫气营血的及其生理作用。

1. 卫气营血的产生

　　《内经》认为，卫气营血的产生是"人受气于谷，谷入于胃，以传于肺，五脏六腑皆以受气，其清者为营，浊者为卫，营在脉中，卫在脉外。"又说卫是"水谷之悍气"，营是"其精气之行于经者"。指出了卫、营来源于水谷之气。而气则是由"上焦开发，宣五谷味"而产生；并提出了"真气者，所受气于天，与谷气并而充身者也"。至于血的产生，是"中焦受气取汁，变化而赤是谓血"。还指出了血就是由营气变化而来的，"营气者，泌其津液，注之于脉，化以为血"。

　　综前所说，卫气营血都是在先天之气的参与下，通过脏腑的协同作用，把水谷精微物质转化而产生的几种人体内行使营养和各种机能作用的重要物质。

2. 卫气营血的功能

卫气营血的功能各有分工：卫主要是"温分肉，充皮肤，肥腠理，司开合……卫气和则分肉解利，皮肤调柔，腠理致密"，其分布运行的部位为"循皮肤之中，分肉之间，熏于肓膜，散于胸腹。"说明卫的主要功能是温养皮肤，保卫肌表，而且布于全身内外，抗御外邪。对于气，《内经》中认为它是人体生命活动的重要物质基础，又是人体生理活动的主要表现。其作用是"熏肤、充身、泽毛，若雾露之溉，"又可"内溉脏腑，外濡腠理"，还可"贯心脉而行呼吸"。说明气对人体的营养、呼吸及血液运行等有主要作用，此外，营的功能是"和调于五脏，洒陈于六腑"。血的功能是"血和则经脉流行，营复阴阳，筋骨劲强，关节清利"，"以奉生身，莫贵于此"。均强调了营血对人体的濡润滋养作用，是人体不可缺少的营养物质。

3. 卫气营血失常引起的病变

《内经》中论述的卫气营血多数是指它们的生理功能，但也有一些以卫气营血的功能失常来分析疾病发生、发展机制的论述。如说："虚邪之中人也，……搏于肉，与卫气相搏，阳胜则为热，阴盛则为寒……"又说："玄府不通，卫气不得泄越，故外热。"这都是指的外邪侵犯人体，首先与卫气抗争，从而发生了发热、恶寒等症状。此外，对气的病变提出了"百病生于气也"，强调了气的病变最为复杂多端，对营卫的失常提出了"营卫不可复收""营涩卫除""营卫留止"等病理变化。还举出了血的病变有血闭、留血及多种部位的出血，如唾血、呕血、衄血、溲血、便血等。虽然还没有把这些作为疾病的辨证纲领，但后来的温病卫气营血学说则是以《内经》的这些论述为基础而发展形成的。

后世对卫气营血认识的发展

1. 对卫分证的认识

《内经》以后，张仲景在《伤寒论》中也以卫气功能的失常来解释太阳病表证的机制，如说"病人脏无他病，自汗出而不愈者，此卫气不和"，并提出了"卫气不共营气谐和""发热汗出者，此为荣弱卫强"等概念。其中虽荣卫并提，但主要还是指的卫气的功能失常，到宋代成无己提出了桂枝汤乃"风邪干于卫气者"，元代王海藏更明确地提出了表证即包括了卫实、卫虚，"麻黄治卫实之药，桂枝治卫虚之药"。明代王肯堂也说："风邪中于卫必恶风。"以上论述都说明了表证的病理变化中心在于卫气的功能失常。

另一方面，王叔和在《伤寒例》中提出了有感受时行之气而发病的，如"其冬有非节之暖者，名为冬温。"这突破了把温病都看作是外感寒邪伏于体内，过时而发，即所谓伏气温病的传统认识。宋代郭雍明确提出了"冬不伤寒，而身感风寒温气而病者亦谓之温。"这样，为温病卫分证的产生原因从病因学的角度作了说明。

后世根据《内经》中"皮毛者，肺之合也"之说把卫气与皮毛、肺联系起来，如明代李时珍说："风寒之邪皆由皮毛而入，皮毛者，肺之合也，肺主气，包罗一身，天之象也，是证虽属于太阳，而肺实受邪。"此虽是寒邪，但也可以说有助于温病学中关于肺卫概念的确立。

2. 对气分证的认识

《伤寒论》中把病邪由表入里，阳热亢盛的里热实证作为阳明病，其中又有经证、腑证之别。阳明属胃，其经多气多血，被称为"十二经之长"，而阳明病主要反映了人体气分的病变，也就是人体调动全身之气与邪气相争的阶段。因此可以认为《伤寒论》关于阳明病的证治已形成了温病学中气分证治的大体轮廓。

但后世有的医家片面地用阳明来概括温病的全部内容，那就不妥当了，如陆九芝说："温病热自内燔，其最重只有阳明经腑两证，经证用白虎汤，腑证用承气汤，有此两法，无不可治之温病矣。"实际上，阳明病只是与温病的气分证相类似，不能包括全部的温病证治。

3. 对营血分证的认识

《伤寒论》里对营血的论述多侧重于生理功能方面，并散见于六经病变的论述中。如《太阳病篇》中以营卫不和来说明桂枝汤证的机理，还提到了"血弱气尽""荣气不足，血少"等，并论及因误治而引起的各种衄血、便血、吐血等，在《太阳病篇》《阳明病篇》中谈到了瘀热结于下焦的蓄血证及热入血室证，并指出这类病变可出现与出血、神志失常有关的症状，如说："其人如狂者，血证谛也"已意识到血分病变与神志的关系。在《少阴病篇》中，又提到了便血和因"伤其血"而出现的口、鼻、目等处的出血症状。到了隋唐的医学著作中，对营血分证的认识又进一步深入。如对外感温热病中出现的斑疹的论述渐趋充实。《诸病源候论》中提到天行发斑，"此为表虚里实，热气燥于外，故身体发斑如锦纹"，以及温病发斑，"毒气不得泄，至夏遇热，其春寒解，冬温毒始发出于肌肤，斑烂隐疹如锦纹也。"《千金方》中引用了华佗论述的冒热发斑，《外台秘要》中已记载有天行发斑方三首，温病发斑方七首。到了宋代朱肱对血分证的证治叙述更为具体:"若病人无表证,不发寒热,胸腹满,唇燥,但欲漱水不欲咽,此为有瘀血,必发狂也,轻者犀角地黄汤,甚者抵当汤。"并提出了用化斑汤、玄参升麻汤、阿胶大青汤、猪胆栀子汤、调胃承气汤来治疗发斑。说明当时以凉血解毒,活血化瘀等法治疗血分病变已比较系统化了。到元初,罗谦甫以柴胡饮子、白虎汤治气分热,以桃仁承气汤及清凉四顺饮子治疗血分热。明代,吴又可又明确提出了"气分"与"血分"的概念:"凡疫邪留于气分,解以战汗;留于血分,解以发斑。气属阳而清,血属阴而重浊,是以邪在气分则易疏透,邪在血分,恒多胶滞。"这样把气分证与血分证的主要区别就说得比较明白了。此外,有一些伤寒学家也逐渐把血分的概念引入伤寒六经辨证理论中,如张石顽引用《伤寒外编》的"传进之阴血分证"之说,并引用"热伤血分"等病机概念。

在《伤寒论》中,把热性病中出现的"发狂""谵语""手足躁扰"等与心、肝经有关的症状,基本归之于阳明病。到南宋李东垣就明确提出了神昏与热邪传入心经的关系:"伤寒传至五六日间,渐变神昏不语,或睡中独语一二句,目赤唇焦,舌干不饮水,稀粥与之则不思,六脉细数而不洪大,心下不痞,腹中不满,大小便如常,或传至十日以来,形貌如醉人状,虚见神昏,不得已用承气汤下之,误矣。不知此热邪传入少阴心经也。"从而摆脱了神昏、谵语皆属于阳明的框子,为使用清心开窍法建立了理论基础,也为后世温病学中邪入心包及营血分理论奠定了基础。另外,早在《和剂局方》中已收录了紫雪丹、至宝丹、苏合香丸等这些后世用以治疗邪入心包的重要方剂。

卫气营血学说的产生

从以上的分析来看，历代对卫气营血的概念和生理、病理的认识是逐步深入的，并已有不少医家试图以其来说明热性病的发生、发展和病变机制，但内容仍比较零碎，也不够充实，尚没有形成一套完整的理论，更没有作为辨治疾病的纲领。

到清初，有一些温病学家在前人的基础上，结合了当时辨治温病的理论与实践，使得温病学卫气营血学说渐趋系统化，完整化。其中做出重要贡献的首推叶天士。

叶天士第一次明确提出了温病要"辨营卫气血"，并指出了温病发展的四个阶段，即卫、气、营、血不同的证候特点，并以卫、气、营、血来代表温病过程中的轻重浅深程度，在这基础上说明温病的传变规律以及各个阶段的治疗原则和许多临床证型的辨治方法，这样，卫气营血的含义发生了一定的变化，卫气营血证治的内容大大地丰富了。如对卫分证的治疗提出了"初用辛凉轻剂"，并区别挟风与挟湿的不同证治。对气分证除补充了"邪郁少阳""邪流三焦"等概念，还加了湿热之邪在气分的病变，提出了"脾湿盛""湿遏热伏""脾湿胃热""湿邪内搏"，及湿热郁于气分而产生白痦的证治，使得气分证的证治内容范围扩大了。对营血分证，叶氏明确地指出了邪入营血分是外感温热病发展的一个阶段，说："病仍不解，是渐欲入营，营分受热，则血液受劫。"并阐述了邪气陷入营分可导致营阴受损，营气通于心，故可引起心神失常，而邪入血分则更进一步造成"耗血动血"，一方面阴血受到明显损耗，另一方面可发生各种出血症状。在治疗上除了提出了"凉血散血"以外，还强调了使用甘寒、咸寒等法补养阴液。

与叶天士同时代的薛生白在其著作中也较多地运用卫气营血理论来说明温病特别是湿热性疾病的病机。如提出了"湿遏卫阳""营血已耗""病在中焦气分""邪陷营分"等概念，也丰富了卫气营血学说的内容。

卫气营血学说在形成后，便逐渐地被广泛运用，直到现在还是认识温病与指导温病辨证施治的重要理论。

卫气营血学说的内容

总的来说，卫气营血学说即代表了温病发生发展中各个不同阶段的证候群，又表明温病过程中的轻重浅深程度与邪正双方力量的对比，并且以此来作为立法处方用药的主要依据。下面以叶、薛等人的论述内容为主，归纳一下卫气营血学说的内容。

1. 温病的发生发展规律

（1）邪入途径：温热及湿热之邪自口鼻而入。如叶天士所说："温邪上受，首先犯肺。"薛生白则说："湿热之邪，从表伤者，十之一二，由口鼻入者，十之八九。"但温热之邪多首先伤肺，产生肺卫症状；湿热之邪则开始犯于足太阴阳明之表，包括了"湿遏卫阳"产生的临床症状以脾胃为中心。

（2）发展规律：叶氏提出了"卫之后方言气，营之后方言血"，指出了温病的发展一般按卫、气、营、血的顺序分为四个阶段，病情由轻到重，病位由浅入深。

在某些情况下，温病也可以不按以上顺序发展。如可

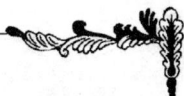

由卫分直接传至心营，即叶氏所说的"逆传心包"。也有温病初起即见气分或营血分证，如叶氏所说的"温邪自里而发""少阴伏邪"，都是指的这类情况。

2. 温病发展各阶段的病机和证候特点

（1）卫分证

为温邪开始侵犯人体，体内卫气奋起与之相抗争，欲驱邪外出而出现的表证。由于温邪的性质不同，所以卫分证的表现也有所不同，但总以发热伴恶寒为特征。

①风热在卫：为风热之邪侵袭肺卫后产生的证候。以发热较重，恶寒较轻，口微渴，咳嗽，咽痛，舌边尖红，苔薄白等为其特点。

②湿热在卫：为湿热之邪犯于中焦，困遏卫阳而产生的证候。以身热不扬，恶寒，身重，头痛，胸痞，口渴不引饮，舌苔白腻，脉濡缓等为特点。

③暑温在卫：为夏日伤暑又复感寒湿，困阻卫气后产生的证候。以发热恶寒，无汗头痛，身重脘痞，心烦口渴，舌红苔白腻为其特点。

④燥热在卫：为秋季燥热之邪犯于卫表，津液干燥而产生的证候。以发热，微恶风寒，少汗，伴皮肤、口、鼻、咽喉干燥，干咳少痰，舌红欠润，苔薄少津为其特点。

（2）气分证

为人体全身气分抗邪能力调动起来与病邪相争的阶段，此时人体阳气最为亢盛，邪热亦最炽烈，属里、实、热证。气分证的特点为壮热，不恶寒，口渴。但因病变的部位，脏腑和病邪性质不同，所以气分证的表现也有多种，而且在温病的病理变化中表现为错综复杂。

①肺热亢盛：以发热较高，咳嗽气喘，痰黄稠，口渴，

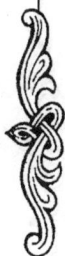

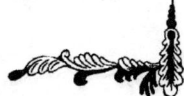

脉滑数等为特点。

②胃经热盛：以高热，不恶寒，多汗，口渴，舌红苔黄燥，脉洪大而数为特点。

③肠道燥实：以高热午后为著，大便秘结，或纯利稀水而肛门灼热，腹胀满疼痛拒按为特点，甚则伴有烦躁，神昏，谵语，其舌苔可见黄厚干燥或灰黑起芒刺，舌红，脉沉实而数。

④脾胃湿热：以身热不扬或热势缠绵，脘痞恶心，面垢，便溏，苔腻，脉濡数为特点。

⑤邪郁少阳：以寒热如疟，热多寒少，口苦胁痛，脘痞恶心，苔黄微腻，脉弦数为特点。

（3）营分证

邪热进一步发展，则可造成营阴受伤，而营气通于心，又是化血的物质基础，所以营分证以神志失常症状，斑疹隐隐，舌质红绛为特点。

①营分热盛：以发热夜间为甚，口反不甚渴饮，心烦躁扰，肌肤斑疹隐隐，舌红绛，脉细数为主要特点。

②热闭心包：以神昏谵语，甚则昏愦不语，灼热肢厥，舌红绛，脉细数为主要特点。热闭心包有的从气分证传来，有的则直接从卫分证传来，称为"逆传心包"。

（4）血分证

邪热在营分证基础上进一步发展，则致深入血分，即叶氏所说"入血就恐耗血动血"。其证候特点除了有上述营分证表现外，重点在"动血"和"耗血"。主要特点为高热，躁扰昏狂，斑疹透露，出血倾向，舌色深绛。其中由于心主血又主神明，血分热盛则神志失常的症状更显著，故可见神昏、发狂、谵语等；阴液耗伤及血分有热则又可引起肝风内动，表现为痉厥、抽搐等。另外热邪除了导致阴液耗伤外亦能耗伤阳气，或由于阴伤及阳，可引起阳虚甚至死亡。

①热盛动血：以高热躁扰，狂乱谵妄，斑疹显露，或见吐血，咯血，衄血，便血，尿血，舌深绛等特点。

②热盛动风：以高热神昏，手足抽搐，颈项强直，甚至角弓反张，两目上视，牙关紧闭，舌红绛，脉弦数为特点。

③虚风内动：以手足蠕动或微有抽搐，时有惊跳，伴有低热，消瘦，舌干红少津，脉虚数为特点。

④阴虚及亡阴证：阴液耗伤而有阴虚发热者，以低热，盗汗，心烦失眠，口干饮水不多，颧红，舌红少津，脉细为特点；如阴虚进一步发展可导致亡阴，以低热，肌肤湿热，大汗而粘，烦躁，呼吸短促，舌红不鲜或干枯而萎，脉细数无力为特点。

⑤阳虚及亡阳：阳虚证以形寒无热，四肢不温，神萎，面色白，自汗，下利，舌淡胖嫩，脉微细为特点；如发生亡阳证，则见面色苍白，四肢厥冷，汗多清冷，神衰甚，或神昏，气息微弱，血压下降，舌淡润，脉沉微欲绝。

总的来说，营血分证之间联系较密切，两者只是病变深浅轻重程度有所区别，都可与心（包络）、肝、肾有关，但营分证侧重为神志失常而血分证侧重于伤阴动风及动血。

3. 温病各阶段的治法

叶氏提出了温病卫气营血各阶段的治疗原则："在卫汗之可也，到气才可清气，入营犹可透热转气，……入血就恐耗血动血，直须凉血散血。"并对每个阶段的各种证型的治法作了论述，其内容包括了温热之邪与湿热之邪为患。薛生白则对后者又充实了不少证治内容，现将卫气营血各阶段的常用治法归纳如下。

（1）卫分证的治法：卫分证以汗法（解表法）为治疗原则，但因病邪的性质不同，亦有不同的汗法。

①辛凉解表：适用于风热袭肺卫者，如银翘散、桑菊饮，兼燥者可用桑杏汤。

②宣化解表：适用于湿邪在表，阻遏卫阳者，如藿香正气散，如为夏日伤暑，寒湿外遏者，可用新加香薷饮。

③疏散解表：适用温病初起表郁较甚者，如葱豉汤之类，或辛凉剂中少佐辛温之品。

（2）气分证的治疗：气分证因属里实热证，所以其治疗以清法为原则，因邪的性质与部位不同，又有清、下、和、化等不同治法。

①清热法：包括以下各种不同的治法。

清宣郁热：适用于热郁胸膈，如栀子豉汤加蒌皮、杏仁、芦根等。

清气除热：适用于胃热亢盛，如白虎汤；如热甚津伤，则可用清热生津法，如白虎加人参汤；热初入气，外邪未尽者，可加用透表之品。

清热泻火：适用于气分热蕴化火者，如黄芩汤加减；热毒较重者，可用黄连解毒汤；上中二焦火热炽盛者，可用凉膈散。

②攻下法：

攻下里结：适用于热结肠道者，如调胃承气汤；兼肠液亏耗伤者，用滋阴通便法，如增液承气汤。

导滞通腑：用于郁热夹积滞结于胃肠者，如枳实导滞汤。

③和解法：

和解少阳：适用于胆经郁热，以小柴胡汤为主方；若夹湿热痰浊者，用蒿芩清胆汤。

分消三焦：适用于邪留三焦，气郁痰阻，如温胆汤加减。

透达膜原：适用于温疫证，湿热秽浊郁闭膜原，如达原饮。

④祛湿法：

苦寒泄降：适用于湿热阻滞气机，湿渐化热者，如小陷胸汤、泻心汤或连朴饮等。

开泄气机：适用于痰湿内阻，气机不畅，热象不显著者，可用杏、蔻、橘、桔之类轻苦微辛之品。

芳香化湿：适用于湿热或水饮阻于下焦者，如茯苓皮汤。

（3）营分证、血分证的治疗：营血分证在病机上关系密切，为了便于讨论故合并于一处。营血分证既有热邪炽盛，即邪实一面，又有阴液受伤，即正虚的一面，所以在其治法上有祛邪与扶正两个方面。

①清营法：适用于邪入营分者，如清营汤。本法在运用时一般寓有透热转气，泄卫透营之意。

②凉血法：包括以下数法。

清热凉血：适用于热迫血妄行者，如犀角地黄汤。

气营（血）两清：适用于气营（血）两燔者，如玉女煎，化斑汤；热毒炽盛充斥气营（血）者，可用清瘟败毒饮。

凉血通瘀：适用于瘀热搏结者，如桃仁承气汤。

③滋阴法：

甘寒生津：适用于脾胃阴伤者，如沙参麦冬汤、益胃汤。

增液润肠：适用于肠燥津枯，大便秘结者，如增液汤。

滋补肾阴：适用于肾阴亏耗者，如加减复脉汤。

滋阴清热：适用于阴血不足而发热者，如青蒿鳖甲汤之类。

④开窍法：

清心开窍：用于热入心包者，如清宫汤以及安宫牛黄丸、紫雪丹、至宝丹等。

豁痰开窍：用于痰浊蒙闭心包者，如菖蒲郁金汤；如属浊甚者用苏合香丸。

⑤熄风法：

清热熄风：适用于邪热亢盛，肝风内动者，根据其病机不同，有的以清气而熄风，有的以泻下而熄风，有的则以清、下法配合熄风药，若由肝热亢盛而致动风者，可用凉肝熄风，如羚角钩藤汤加减。

滋阴熄风：适用于阴血亏损，虚风内动者，如大定风珠。

⑥固脱法：

回阳救逆：用于亡阳虚脱证，如独参汤、四逆汤、参附汤、参附加龙牡汤等。

补气益阴：用于气阴两绝者，以生脉散为主方。

以上并不能包括温病的全部治疗。同时，各法又常可配合使用，以适应临床上千变万化的病情。另外，在温病中还常有一些夹证，如痰饮、食滞、气郁、瘀血等，也需兼顾治疗。到温病的恢复阶段，又有各种调养善后之法，不再赘举。

卫气营血学说的发展

卫气营血学说形成于清初，以后经章虚谷、王孟英、陈光松、吴锡璜等人阐发其旨，进一步深化，丰富了其理论，特别是吴鞠通做出了重大贡献。吴鞠通一方面根据古人的理论，并师承了叶氏的学说，又对叶天士《临证指南医案》中有关病案进行了分析整理，结合了他个人的临床体会，对温病卫气营血各阶段的治疗归纳补充了许多方剂；另一方面，不仅论述了温病证治的共性，而且针对风温、温热、温毒、冬温、暑温、伏暑、湿温、秋燥等不同疾病的卫气营血各阶段详细分证列治，使得温病的辨证更趋具体、精细、实用和系统，因而也更易被掌握运用。除此以外，吴氏在卫气营血辨证的基础上，更进一步强调了联系脏腑来论治，如突出了上焦心、肺，中焦脾、胃、胆、肠及下焦肝、肾的证治，这样不仅在定疾病性质、阶段方面，而且在定疾病的病位方面更进一步。

温病学说发展到近代，特别是解放以后，卫气营血学说又有了进一步的发展。如在卫气营血学说的基础上，初步总结了常见各种温热病的证型及治疗方药，对温病的发生发展规律有了进一步的认识，同时还开展了以现代科学技术对卫气营血理论和常用治法以及方剂的初步研究。当然，这些方面的进展还不快，远远跟不上时代前进的需要，以后，仍要做出巨大的努力，进一步弄清卫气营血学说的实质所在，并更好地用来指导临床实践。

对卫气营血学说中几个问题的认识

1. 关于温病的发生

（1）"温邪上受，首先犯肺"的问题

叶天士在吴又可等人提出的邪气自口鼻而入见解的基础上，提出了"温邪上受，首先犯肺"，这比原来那种外邪都是自皮毛而入的传统认识上，确是有所发展，但叶氏所说的只是温病发生的一种形式，后世有些医家都把这作为温病发生的必然规律和唯一形式，如吴鞠通说："凡温病者，始于上焦，在于手太阴。"这就带有一定的片面性。温病的发生有的是始于肺，如一些与呼吸系统有关的热性病，但还有一些热性病在开始时不必出现肺经的见证，如薛生白提出了湿热病的发生以"太阴阳明之表"为始，而见"始恶寒，后但热不寒，汗出胸痞，舌白，口渴不引饮。"王孟英更进一步指出："病起于下者有之……湿温，疫毒起于中者有之。"至于所谓的"伏气温病"，初起邪以里热盛为特点，更不必首先从肺经见证开始，因此，温病的发生不能以始于肺来概括，要看到起病形式的多样性。现代一些温病学者著作中虽然都承认温病应包括温热性质与湿热性质等多种热性病，但在论述温病的发生时，却经常撇开了湿温等其他热性病的起病特点，而专从"首先犯肺"着眼，只谈肺卫见证，或者认为"温邪外侵，必先犯肺而出现肺卫表证"，或提出"邪犯于肺是温病初起病变重心。"这样似有以偏概全之嫌。

（2）"肺"与"卫"的关系问题

叶氏提出了"肺主气属卫"，强调了肺与卫气的关系，但是不能因此就认为卫气为肺之专属，卫分证都属于肺卫见证。卫气的生成以及在体内的运动，当然与肺有密切的关系，但卫气形成后，运行全身，"循皮肤之中，分肉之间，蒸于肓膜，散于胸膜"，行使抗御外邪的功能，成为各种温热病邪侵犯人体首先遇到的防御力量。所以不论温病初起在肺，在中焦，还是在肌表，都可能出现卫分证，产生发热、恶寒、头痛等症状。但如起于肺者，可兼有鼻塞、流涕、喷嚏、咽痛、咳嗽等症状；如起于脾胃者，可见脘痞、呕恶、身重、肌肉酸痛等症状，即薛氏所说"湿遏卫阳之表证"。这些都属于卫分证，因此，卫分证不仅限于肺卫见证，也不宜简单地说"卫分证主表，病在肺与皮毛。"否则卫气营血辨证的适用范围就会大大地受到局限。

（3）温病不自卫分证始的问题

温病发生，一般始见卫分证，亦有以气分证、营血分证开始的。关于这一点，古代医家早就有认识，但一般都以邪伏于内，自内而发，即以所谓"伏气（伏邪）"理论来解释。现代温病学著作中多认为，这种理论是想说明温病起始的某些特殊类型，但以邪伏于内（不论伏于什么部位）来解释的说理方法是有一定欠缺的。然而，还没有一种较恰当的说法来代替它，处于既不应套用，又不能完全放弃的状况。为了要较准确、合理地表达这种温病的特殊起病类型，可以认为这是由于温邪性质的特异，易于侵犯人体的某个脏器组织，同时由于人体卫外功能弱或有某种缺陷，所以外来的温邪可以不受卫气的明显抵抗而直接侵犯某个脏器组织，出现气分证、营血分见证。这种情况与伤寒学说中"寒邪直中三阴"的理论有某种相似之处，因而也可以称之为温邪直犯（直入）气分、营血分。例如暑风、暑痫、中暑、暑温、春温等疾病，以及冬温、风温等疾病中的某些骤发型病例，一开始即出现气分壮热，或出现营血分见证，如昏迷、惊厥、发斑，甚则有闭脱证，均可用这种说法予以阐述。

2. 关于温病的传变

（1）"逆传心包"问题

关于逆传的含义，章虚谷提出了"邪自卫入营，故逆传心包也。"此说多为后人沿用。有人更明确地说："卫分证不经过气分阶段而直接传入营血，即所谓逆传心包"。而王孟英提出："由上焦气分以及中下二焦者为顺传，邪不外解，又不下行，易于袭入，是以内陷营分者为逆传也。"这则是以传变的方法来论顺逆，其逆传主要是指从上焦气分传心包者。

为明确"逆传心包"与邪传（陷、入）心包的区别，章氏自卫入营称为逆传心包的说法是可取的，而王氏所说的实际上是邪传心包的一种情况。总之，逆传心包不能与邪传心包等同起来，逆传心包只是邪传心包的一种形式，主要是指由卫分证直接出现营血分见证。

但章氏及王氏说法中还有一个问题应予明确。逆传心包是强调出现心包见证，如神昏、谵语、舌謇、肢厥等，不能笼统地把逆传心包称为邪入（陷）营分或营血分，因为营血分的见证不限于心包经，还包括了耗伤营血，阴分受伤而动风、动血等病变，不能把心包经病变与营血证等同起来。

（2）关于温病传变的多样性

卫气营血虽然仅是温病传变过程中大致划分的四个阶段，它们之间不能截然分开，并可以同时出现。如卫气同病，营分证兼表，气营两燔，气血两燔等。在同一阶段中可数脏同病，如肺胃热盛。而在卫气营血各阶段之间，也可以存在一些过渡性的证型。各种不同的温病，在其传变方式上都可能有其特点，必须具体情况具体分析。

（3）血分证特点问题

现代一些温病学著作提出血分证的证候特点是"舌质红绛和出血见症，"血分证的病机为"热迫血溢，其证属实"并认为三焦辨证中提出的肝肾阴伤等虚证内容可以弥补卫气营血学说之不足。这种观点反映了对血分证的"血"的病理特点较重视，而忽略了血分证"耗血"病理特点。叶天士说的"入血就恐耗血动血"，说明"耗血"是入血后一个重要的病理变化，所以叶氏又提出了"灼烁津液""津枯""肾液枯""肾气竭""气液竭""肾阴涸"等一系列有关阴分耗伤的概念。如果在血分证中撇开了"耗血"不谈，就失其全貌了，为了突出说明这一点，不妨把"耗血"作为"耗阴"来看，这样就包括了耗伤津、液、精、血等阴分在内。

有的作者提出了血分证阶段可称为"伤阴期"。这种提法似乎又忽略了血分证动血、出血的特点，亦不够妥当。又有作者提出"耗血"即为耗伤了血中的凝血因子，这种说法甚为牵强，因为当时叶氏不可能认识到血中有凝血因子，更不可能从耗伤凝血因子而产生各种出血来理解血分证，况且血分证的病理变化也不仅是凝血因子的消耗，所以"耗血"还是指耗伤阴血而言。

（4）关于卫气营血辨证与三焦辨证的关系

现在有一种说法认为卫气营血辨证与三焦辨证有根本上的区别。如提出"湿热病用三焦辨证更较适宜"，甚至更进一步认为"卫气营血的分证方法，根本不可能适用于湿热，温热病也同样不能以三焦辨证"。对此甚有作进一步讨论的必要。

首先叶天士创卫气营血辨证本来就适用于温热性与湿热

性两类温病。如叶氏说的："前言辛凉散风，甘淡驱湿，若病仍不解，是渐欲入营也。营分受热，则血液受劫，心神不安，夜甚无寐，或斑点隐隐，即撤去气药。如从风热陷入者，用犀角、竹叶之属；如从湿热陷入者，犀角、花露之品，参入凉血清热方中。"这显然包括了湿热之邪由气渐入营血的证治。而薛生白《温热病篇》是讨论湿热病的专著，其中亦屡次提到卫气营血辨证方法。再看首创三焦辨证的《温病条辨》，也并非限于湿热类温病，其中大量的内容还是关于温热病的证治。因此，不能把卫气营血辨证与三焦辨证截然对立起来，在临床上，不论温热性病还是湿热性病都可以结合运用卫气营血辨证和三焦辨证。

卫气营血学说的现代研究

1. 病理学方面的研究

解放以来，逐步开展了卫气营血学说的病理学研究。如秦伯未提出卫气营血四个阶段为"恶风期、化热期、入营期、伤阴期"。重庆医学院在此基础上，对每一时期的主要病理学变化作了研究，提出了恶风期以上呼吸道炎症及体表神经-血管反应为主，化热期以毒血症及体液、电解质紊乱为主，入营期血管壁有病理性损害，伤阴期则有中枢神经系统、心、肺、肝、肾的严重损害，机体反应性、抵抗力明显下降，或有急性肾上腺皮质机能不全及广泛出血。这些研究提示了一部分卫气营血病变的实质。但其对卫分证（恶风期）的论述仍局限于肺经病变，缺乏广泛性。此外，伤阴期的提法似亦欠妥，这些前面已经作了讨论。而且，这些研究多偏重于人体的病理损害方面，对人体的防御机制，主要是免疫系统在各阶段的变化探索较少。

吴康衡还提出全身感染性疾病的体温上升期相当于卫分，体温极期相当于气、营、血分，体温下降期相当于营分及血分。其实，其中体温上升期并不一定都等于卫分，卫分的特点是伴有恶寒的发热，而体温上升期时还可表现为寒热往来、寒热如疟、寒热起伏，此属半表半里，如仅有发热而不恶寒，则已属气分，都不属于卫分的范围。同时，以体温极期来概括气、营、血三期亦过于笼统。所以，仅从体温的变化来说明卫气营血的各个阶段是不够的。

综合近年来对卫气营血学说的病理学方面的研究成果，可以看出，卫气营血学说是关于温热病发生、发展病变机制和辨治共同规律高度概括的理论，这些共同的规律在病理变化中是得到充分反映的。

卫分证的病理变化是由于微生物及或代谢产物，以及其它因子影响了抗体，机体则动员了部分防御机制，主要是细胞免疫功能，并引起了反射性的肌肉收缩，皮肤血流减慢，从而产生畏寒、发热、头痛、肌肉酸痛等特异性的症状，这时，人体的主要器官的功能没有发生明显的失常，体内代谢也基本正常进行。

气分证的主要病理变化是病情进一步发展而产生了各种热性的特异性表现。如大叶性肺炎的高热、胸痛、咳嗽；伤寒的持续发热、呕恶、腹胀等。同时，由于组织细胞发生变性及炎症反应，致使损伤产物逐渐增多，使体温持续升高，皮肤毛细血管扩张充血，恶寒感消失，可伴有出汗。此时肠肌运动无力，可发生麻痹性肠胀气，加上高热失水及大肠重吸收水分作用增加，黏液分泌减少，可发生大便秘结。由于发热多汗，血液黏稠度增高。唾液浆液分泌减少，故舌面干燥。同时由于舌局部炎症渗出及丝状乳头增生，角化增剧而造成黄苔。在这一阶段，一方面组织器官已有一定损害，功能及代谢已有改变，但机体抵抗力及代偿适应反应尚旺盛，体内免疫系统进一步动员，神经系统活动加强，下丘脑－垂体－肾上腺皮质系统产生一系列适应性反应。在气分证阶段人体主要的病变脏器可能发生较大的功能失调，但一般没严重的器质性损害。

营分证的主要病理变化是主要变化脏器结构发生严重损害，水电解质平衡紊乱也更严重，由于高热、出汗，可造成失水加剧、酸中毒，中枢神经组织可发生充血、点状出血，脑组织可发生变性、坏死，由脑组织肿胀可导致颅内压增高，此时可见夜不安寐，神昏，谵语，抽搐，肝代谢失常，又可破坏凝血机制，加上毒素对毛细血管壁的作用，使管壁内皮细胞脆弱破裂，以及细菌在毛细血管内形成栓塞，管壁坏死，而致红细胞渗入周围组织，产生斑疹隐隐。同时由于血浆及组织液少，血浆浓缩，失水，酸中毒，缺氧及体内维生素等营养物质的大量消耗，引起舌部炎症、充血及丝状乳头萎缩，造成舌质红绛，干燥少津。

血分证的主要病理变化除了体内水、电解质紊乱进一步严重，失水更明显外，中枢神经损害更加剧，致昏迷加深，并可产生明显的抽搐、惊厥。肝脏及血管病变进一步加重，血液中促凝血物质与抗凝血物质平衡严重紊乱，可致各个部位出血，甚则引起肾上腺皮质出血及弥漫性血管内凝血（DIC），同时，体内维生素等营养素的损耗进一步加重，病情特别严重时，由于体内防御功能低下或病原体毒力特强，可发生中毒性心肌炎或周围循环衰竭、呼吸衰竭或肾功能衰竭，这时，主要脏器的功能发生严重影响。而这一阶段的疾病发展过程中，体内免疫系统也在不断地动员，特别是逐渐形成了抗体，助长细胞的吞噬作用，使大量的病原体及细胞碎屑等有害物质被清除，加上体内的组织修复再生作用，机体虽受到极大损害，代谢降低，仍有可能逐渐恢复向愈。

2. 治疗法则方面的研究

温病卫气营血各阶段的治疗原则前面已经作介绍了。近年来对其中的清热解毒法、通里攻下法、养阴法、活血化瘀法等方面的研究比较多，下面简单介绍这方面的研究结果。

（1）清热解毒法

现代研究证明，清热解毒一般具有抗菌、解毒、消炎退热和提高机体防御能力等作用。

据报道，某些清热解毒药如银花、连翘、大青叶、板蓝根、黄连、黄柏、黄芩等有广谱抗病原体的作用，但多数所需的有效浓度太大，以致服用后体内很难达到这个浓度，所以这些药物的清热解毒作用可能还有其他机制。但有些清热解毒药确含有一些抗病原体活性较高的物质，如连翘挥发油、鱼腥草中的癸酰乙醛、大蒜新素、青蒿素等，分别对病毒、细菌、霉菌、疟原虫等有良好的抑制作用。

此外，一些清热解毒药有明显的解毒作用，表现为对抗细菌毒素及其它一些毒物的毒性，如黄芩甙减弱多种毒物的毒性，玄参、地锦草能明显地中和白喉毒素，小檗碱对霍乱毒也有明显的中和对抗作用。

清热解毒药物还能影响机体的免疫功能。如黄芩、黄连、鱼腥草、银花、穿心莲、蚤休、野菊花等可增进白细胞的吞噬能力，山豆根、白花蛇舌草等可提高网状内皮系统的吞噬功能，黄芩、黄连、生地、银花、蒲公英、地丁、柴胡等可提高人体淋巴细胞的转化能力，山豆根等能促进抗体的生成。由此可见，一些清热解毒药物是通过提高机体的免疫功能来达到抑制、杀灭病原体的作用的。

还有的清热解毒药有一定的解热作用，如生石膏有快而短效的解热作用，知母有缓和而持久的解热作用，穿心莲甙、内酯及水溶性衍生物对伤寒发热也有解热作用，黄芩、大青叶、鸭跖草、竹叶、柴胡、丹皮等都有一定的解热作用，而且可能是对发热的多个环节作用的结果。

同时，还有一些清热解毒药具有抗炎作用。如银花可抑制炎性渗出及炎性增生，连翘可抑制炎性渗出，黄连、黄柏及含小檗碱类衍生物能影响多个炎症环节，能明显地抑制炎症刺激物所致毛细血管通透性增多，减少渗出，又能抑制炎症晚期的肉芽组织增生。秦皮乙素除了具有较强的抗菌活性外，又能对抗炎症刺激物所致毛细血管通透性增高。牛黄的明显抗炎作用，表现在既能拮抗炎症早期的毛细血管通透性增高，减少炎性渗出，又能抑制白细胞游走，使它们聚集于炎灶，发挥吞噬、消化病原体和处理抗原的作用，还能抑制炎症晚期的肉芽组织增生。其他如蚤休、大蒜、大青叶、穿心莲内酯及其水溶性衍生物等都有一定的抗炎作用。

某些清热解毒药如穿心莲、小檗碱、白花蛇舌草、山豆根、秦皮、牛黄、犀角等均能明显地兴奋垂体 - 肾上腺皮质系统，从而提高机体的免疫反应性，产生抗炎作用及抗超敏作用。

另有一些清热解毒药，如连翘、黄芩、垂盆草、败酱草等对肝组织有保护作用和修复作用。有的清热解毒药物，如知母、蚤休、牛黄、芍药、丹皮等具有不同程度的镇静作用。犀角、牛黄、生地等具有强心开窍作用。生地、银花等药物有止血作用。大黄、茵陈、栀子等具有明显的利胆作用等。

由此可见，清热解毒药物的作用是十分广泛的，其可作用于急性感染性疾病的多个环节，因此，某些清热解毒方药即使本身抗病原体的作用并不强，但对某些感染性疾病却有较好的疗效。由此可见，清热解毒作用更多的是通过对机体的调整作用来实现的。

由于清热解毒药中对病原体，特别是致病菌有强烈抑制作用的药尚不多，因而对于一些严重感染特别是非自限性感染疗效较差，认为"若能兼取二者之长，中西医结合，在选择用药时，既考虑到有对病原体有强烈抑杀作用的药物，又照顾到病原体所引起的机体功能紊乱和组织损害而辨证论治，并根据具体情况有所侧重，则必能提高急性感染性疾病，特别是感染性疾病的疗效，缩短病程，降低死亡率，减少后遗症。"

有的作者提出清热解毒法对于把住所气分关十分重要，气分诸证以热毒为主，特点是高热，清热解毒不仅作为这阶段的主要治法，而且可以贯穿于卫气营血的各个阶段，并作为防止温病传变的重要环节。

（2）通里攻下法

通里攻下法不仅是用于通大便，如吴又可所说："承气本为逐邪而设，非专为结粪而设也。"一般认为，通里攻下法的目的是促进新陈代谢，排泄毒素，通过对肠道局部的刺激作用，而引起全身的抗御病原体反应，增加胃肠蠕动，改进肠道血管血液循环，降低毛细血管通透性，减轻炎症。部分通里攻下药如大黄、芦荟等还具有抗感染作用。有的作者认为运用通利疗法可缩短病程，提高疗效。如乙型脑炎中配合攻下，正、副伤寒采取"轻法频下"，麻疹肺炎用清热解毒药物配合重用大黄等，均可收到较好效果。对菌痢也有配合用熟大黄的。有的文章指出，使用"急下"法非但没有加剧水与电解质紊乱，反而达到了保存阴液，扭转病情的目的。

通里攻下药物的药理作用是多方面的，以通下作用来说，有的是化学刺激性泻下作用，如大黄、虎杖、芦荟、番泻叶、大戟、牵牛子、巴豆等；有的是机械刺激性泻下作用，如芒硝；有的是润滑泻下作用，如各种油脂类果籽及蜂蜜。除此以外，有的兼有利尿作用，如大黄、牵牛子、芫花、商陆等；有的兼有驱虫作用，如大黄可杀变形虫、滴虫、血吸虫、芦荟、巴豆、牵牛子等有驱蛔作用。

（3）养阴生津法

温病由于属于温邪致病，以发热为特点，所以容易耗伤阴津。中、上热病过程中可能发生呕吐，腹泻更加加重阴液的损耗，而且常兼有素体阴分不足。吴鞠通说："若留得一分津液，便有一分生机。"养阴法包括的范围很广，如生津、滋液、润燥、补血、养血、养营、滋阴、填精、润肺、益胃、养肝、滋肾等，都属养阴法，但就温病而言，以养津液和肺、胃、肾脏之阴为主。

有人提出，耗津伤阴的生理病理基础是机体水分及电解质的丧失，细胞内液及细胞间液损耗，机体发生酸碱和水电解质平衡紊乱，体液循环障碍，机体营养状况恶化，甚至可造成严重后果，或导致死亡。而养阴法的机理在于口服补液，补充钾、钙等电解质，抑制病原体，或对抗中和毒素，调节机体对病原体侵入产生的反应（如解热、抗炎等），促进机体损伤的恢复，提高机体的免疫力，兴奋肾上腺皮质功能，或具有激素样作用，改善毛细血管的通透性，特别是改善微循环和防治血管内弥漫凝血等。有的资料提出，养阴法可能与增强肾上腺皮质激素有关，并具有一定的解毒作用。有的研究资料指出，某些养阴方药具有提高机体细胞免疫功能，延长抗体存在时间等作用。还有一些养阴药，如旱莲草、银耳、白芍、枸杞子、五味子、女贞子、阿胶等有促进健康人淋巴细胞转化的作用。

由此可见，养阴法的机理是多方面的，并不像有些文章中所说的养阴法就是输液治疗。

（4）活血化瘀法

活血化瘀法的运用范围很广，在温病中主要用于营血分证的治疗，也就是叶天士所说的"散血"。

具体来分析，营血分证中运用活血化瘀法又有以下几种情况。

①凉血化瘀：用于热入血分，脉络瘀血而见出血者。以犀角地黄汤为代表方。药物如丹参、丹皮、紫草、赤芍等，其中有些药物本身具有消炎抗凝作用，如丹参的脂溶性部分有抗炎、消肿、退热之功，而其水溶性部分有抗凝作用，包括加快血流速度，抗渗出，作用于血浆凝血因子、纤维蛋白溶解系统，升高血小板，抑制血小板凝集功能等。

②解毒化瘀：用于火毒炽盛，瘀滞络脉而导致的出血，发斑或红肿热痛。以犀角地黄汤加银翘散，清瘟败毒饮加凉血化瘀药等为代表方。

③开窍化瘀：用于瘀热内闭心包而见目赤，唇青，口鼻溢血，斑点隐隐，舌质紫绛而见神昏谵语者。以犀珀至宝丹为代表方，其中含犀角、羚羊角、郁金、琥珀、穿山甲、连翘、菖蒲、朱砂、蟾酥、玳瑁、麝香、血竭、红花、桂枝尖、丹皮等。

④温阳化瘀：用于阳气虚脱而兼有瘀血闭阻者。代表方为王清任的急救回阳汤，其中含人参、白术、附子、干姜、甘草、桃仁等，并可与生脉散同用。

⑤益阴化瘀：用于热病余邪与营气相搏，心气阻遏，气钝血滞，经脉瘀阻。以吴氏三甲散加清透余邪药物为代表方。

还有的资料指出：许多活血化瘀药对炎症过程有明显的影响，如当归、丹参、桃仁、红花等。而一些炎症中也可出现"瘀血"表现，由于活血化瘀能疏通微循环，对于清热解毒药抗炎作用的发挥十分有利，所以在清热解毒药中加入活血化瘀药常可获得很好疗效。

3. 以卫气营血学说进行传染病证型归纳及治疗的研究

由于温病（主要是急性传染病）中各种疾病的临床表现各不相同，其治疗也有所不同。近来对于不同病原体引起的许多急性传染病，按卫气营血理论进行了证型归类，并确定了相应的治法，这样，卫气营血学说的运用更具体，更能切合各种传染病的不同情况，也更便于掌握运用。下面举一些常见传染病按卫气营血学说进行证型归类和治疗的例子。

（1）伤寒、副伤寒

初期湿热之邪在卫气分，中期湿热之邪逗留气分，后期湿邪化燥，热邪化火则可深入营血。具体地分为以下几个证型：

①湿遏卫气：相当于初病期。证见头痛身重，恶寒发热，午后热重，胸闷脘痞，面色淡黄，舌苔白腻，脉象濡。治以宣化湿邪，藿朴夏苓汤加减。

②气分湿热：相当于极期中毒症状不明显者。发热持续，口渴不欲引，汗粘面垢，腹胀脘闷，苔黄腻舌红，脉濡

数。治以清热化湿，以连朴饮加减。

③热入营血：相当于极期中毒性脑病症状明显者，或见肠出血并发症者。证见身灼热烦躁，谵语神昏，大便下血，舌绛而干少苔，脉细数。治以清营凉血，以清营汤、犀角地黄汤加减。

④阳气虚脱：相当于肠出血后发生的休克或有中毒性心肌炎者。证见或有大便下血不止，面色苍白，精神萎顿，汗出肢冷，脉细微。治以补气固脱（止血），独参汤、黄土汤等治之。

⑤余邪未净：相当恢复期。证见身热已退，脘中微闷，知饥不食，苔薄腻。治以宣气醒胃，清涤余邪，薛氏五叶芦根汤加减。

（2）流行性乙型脑炎

本病的卫气营血发展阶段之间多难截然分开，而且以神昏、动风为重点。具体可分为以下几个证型：

①邪犯卫气：相当于轻型。证见发热微恶风寒，头痛身倦，嗜睡，呕吐恶心，口渴，舌红苔薄白，脉浮数。治以辛凉解表，清气泄热，芳香化湿，银翘散加减。

②气营两燔：相当于普通型。证见汗多，口渴多饮，烦燥，嗜睡或神昏，时有惊厥，舌红苔黄，脉洪数。治以清气泄热，凉营解毒，白虎汤合清营汤加减。

③热陷营血：相当于重型及极重型。证见高热稽留，入夜尤甚，神昏谵语，反复惊厥，抽搐不止，舌红绛，脉细数。治以清热解毒，开窍熄风，用清瘟败毒饮、羚角钩藤汤之类配合安宫牛黄丸等。

（3）猩红热

①邪郁卫表，毒侵肺胃：初起憎寒壮热，继则烦渴，咽

喉红肿疼痛，肌肤痧疹隐隐，苔白而干，舌红，脉弦数。治以疏表透邪，清咽汤加减。

②气分热盛：壮热，口渴，烦躁，咽喉红肿腐烂，舌红，苔黄。治以清气泄热，凉膈解毒，用清心凉膈散配锡类散。

③毒燔气血：见咽喉红肿腐烂，痧疹密布，红晕如斑，壮热汗多，口渴烦躁，舌绛干燥等。治以清气凉营（血），解毒救阴，凉营清气汤加减。

④余毒伤阴：壮热已退，午后低热，咽喉腐烂不愈，舌红而干，脉细数。治以养阴清热，增液生津，用清咽养营汤。

（4）大叶性肺炎

①邪郁肺卫：相当于充血期。证见恶寒发热，头痛身痛，咳嗽，口微渴，无或少汗，苔白舌红，脉浮数。治以辛凉解表，清热宣肺，银翘散加减。

②痰热壅肺：相当于突变期。见高热不退，烦渴多饮，咳嗽频频，呼吸急促，咳痰黄稠带血，或咳铁锈色痰，胸闷或痛，苔黄舌红，脉滑数。治以清热宣肺化痰，麻杏石甘汤加味。

③热入心营：相当于中毒性脑炎。证见高热不退，烦躁不安，神昏谵语，呼吸急促，舌红绛，脉细数。治以清心凉营开窍，清营汤加减。

④正虚欲脱：相当于休克型肺炎。证见高热骤降或体温不升，面色苍白，口唇紫绀，呼吸浅促，烦躁不安，大汗淋漓，四肢厥冷，脉微细欲绝。治以回阳，救阴，回脱，用生脉散合参附汤。

⑤气阴两伤，痰热未清：相当于消散期。证见低热，手

足心发热，自汗，神倦，咳嗽，口干，舌红。治以益气养阴，清化痰热，沙参麦冬汤加减。

（5）流行性脑脊髓膜炎

①邪袭肺卫：相当于普通型中的上呼吸道炎症期。证见鼻塞流涕，咽红疼痛，或微恶寒，发热，全身不适，脉浮，苔白。治以辛凉泄热，解毒利咽，银翘散加减。

②卫气同病：相当于普通型中的败血症期。证见恶寒高热，头痛，项强，呕吐，口渴，皮肤或见斑疹，苔白或黄，舌质红脉滑数。治以清气泄卫解毒，银翘散合白虎汤加减。

③气营（血）两燔：相当于普通型的脑膜炎期。证见高热持续不退，头痛剧烈，呕吐频繁，斑疹密布，烦躁不宁，时有谵语，或神志昏愦，手足抽搐，舌红绛，苔黄燥，脉滑数或细数。治以清气，凉营，解毒，清瘟败毒饮加减。

④毒闭气脱：相当于暴发型之败血症休克型。证见急骤起病，迅速全身斑疹密布，面色苍白，指端青紫，四肢不温，呼吸微弱，身自出冷汗，脉微细。治以益气固脱为先，生脉散加味，继以清热解毒。

⑤热盛风动：相当于暴发型之脑膜脑炎型。证见突然高热，头痛剧烈，呕吐频繁，躁扰不宁，抽搐不止，角弓反张，神志昏迷，舌绛苔黄，脉弦数。治以清热解毒，凉肝熄风，羚角钩藤汤加减。

（6）钩端螺旋体病

①暑湿阻遏卫气：相当于流感伤寒型及其它各型初期。证见恶寒，发热，头痛，周身酸痛，尤以小腿为甚，目赤咽红，胸闷脘痞，恶心呕吐或腹泻，苔白带黄，脉浮数。治以清暑化湿解表，甘露消毒丹加减。

②湿热郁蒸气分：相当于黄疸出血型。证见发热，皮

肤、巩膜出现黄疸，还可见各个部位的出血。治以清热利湿，解毒凉血，清瘟败毒饮合茵陈蒿汤加减。

③气营两燔证：相当于脑膜脑炎型。证见高热不退，头痛剧烈，两目羞明，颈项强直，恶心呕吐，烦躁不安，甚或昏迷谵语，并可见斑疹，出血，舌绛苔黄，脉洪数。治以清热凉营，清营汤加减。

以上，对温病学的卫气营血学说作了初步的介绍，其中遗漏片面，错误之处甚多，仅作为参考而已。

温病热瘀证治若干问题浅议

温病过程中由热毒与瘀血互相搏结而形成的热瘀证是一种常见的病理变化，能否正确认识热瘀的实质并对其进行诊断治疗，具有重要的理论和实际意义。目前对热瘀证的认识尚存在某些不同的看法，以下就热瘀证治的几个问题谈谈我们的意见。

温病热瘀证的成因

对温病过程中形成瘀血的原因，一般论著中较注重邪热的煎熬、阴血的枯竭和热伤血络后外溢之血成瘀，而对于气机郁滞和脏气虚衰等因素较少论述。气机是否通畅对血液运行的作用是毋庸多言的，在温病中亦不例外。邪热除可炼血为瘀外，亦可郁阻气机，如陈平伯说："热毒内壅，络气阻遏"。吴坤安也指出："热毒蒸灼，气血经络凝塞不通。"古人治疗温病瘀血证时也每加入一二味行气药，如《松峰说疫》中治疗下焦蓄血时提出以生地黄汤（生地、干漆、生藕汁、豆叶、大黄、桃仁、归尾、红花）加枳实，《医林改错》治疗瘟毒气血凝结而致吐泻的解毒活血汤中，也在清热活血药内加用了理气的柴胡、枳壳。我们的实验结果提示在清热解毒、活血化瘀、滋养阴液等方药之中加入枳实，对改善热毒血瘀状态下动物的多项病理变化有促进作用。由此可以推断，气机郁滞确是温病热瘀证形成的一个重要因素。

另一方面，人体的气血运行又有赖于脏腑的正常功能，其中包括了心主血脉、肝主藏血、脾主统血、肺朝百脉等。在温病过程中，由于邪热对脏腑功能和实质的损害，特别是温病后期可出现出脏腑功能的衰竭，从而导致血行无力，血行缓慢，同样可以成为形成瘀血的一个因素。古人和现代临床对厥脱证的治疗均重视在回阳固脱药中配合活血化瘀之品，《医林改错》中对瘟毒吐泻而元气大伤者所用的急救回阳汤即是以参、附、姜、草配合桃仁、红花。曾有实验报道，对处于热瘀气脱状态的家兔使用益气养阴的生脉注射液可以加强解除血细胞聚集的作用。这些都说明了脏气虚衰与瘀血形成的关系。

温病热瘀的诊断标准

有临床资料显示，在多种外感热性病过程中，往往出现血液流变学指标的变化，如不同程度的血浆粘度的升高等，这一变化在卫气营血各阶段都可以出现。同时，亦有通过微循环积分统计，提出在卫气营血各阶段都有微循环障碍的发生者。又有报道，营血型乙脑患者的血沉、K值、红细胞电泳、纤维蛋白原等都高于正常值。所以有人认为，在温病过程中，始终存在着"瘀血"的病理变化。即温热病变中出现热瘀，虽为热血相结，但不仅仅见于营血分阶段，而可见于卫气营血各个病变过程。诊断热瘀的标准和上述检测指标能否作为判断温病热瘀的依据，我们的意见是不可一概而论。

在温病过程中，血液检测显示呈高凝、高粘、高聚状态，无疑与瘀血有一定的关系。但是否必然是热瘀，则应结合其他因素，特别是临床体征，方可下结论。

首先，中医诊断的目的是为了指导治疗，即辨证施治，如果诊为热瘀，治法中要投入活血化瘀之品。而热瘀的产生，一般都与邪热的炽盛，尤其是与邪热影响到营血分有关，这是热瘀形成的必要条件，因而在一般情况下，卫、气分病变不至于出现热瘀的病理。虽然，这一阶段可能有血液流变学的某些改变，但不能据此而诊断为热瘀形成，治疗时一般也没有必要使用活血化瘀药物。当然，如病人原有瘀血内阻，如叶天士所说的："其人素有瘀伤宿血在胸膈中"，虽在卫、气分阶段，也有可能出现热瘀病变。

同时，整体的宏观辨证是中医进行临床诊断的主要方法，对瘀血的诊断也不例外，判断瘀血存在的主要根据是瘀血于全身的外在征象，而不是内在的微观变化。如传统认为体内存在瘀血的表现有：舌色紫红或青紫，或舌下有瘀斑、瘀点，舌下静脉曲张；面部或口唇青紫；目珠红赤或有红丝绕目，或眼部有瘀斑，眼周有青紫色；发生出血或斑疹，出血多暗红或有瘀块；疼痛有定处，或如针刺；其他如口渴不欲饮、黑便、神志不清（如狂、发狂）、肌肤甲错、脉细涩等。出现上述见症者往往是内有瘀血的反映，此时投用活血化瘀之法就可以取得预期的效果。

至于现代的各种实验室检查，多是从微观上来检测血液的流变及凝聚情况，其虽然加深了对温病中瘀血的认识，但因为中西医理论的差异，这些检查结果与中医的热瘀概念还有不尽符合之处。如在温病的某些阶段，特别是热入血分后，可出现"低粘、低凝、低聚"的出血倾向，但此时按中医辨证，据其斑疹或某些腔道的出血，仍可诊断为瘀血，投用活血化瘀药。又如由于输液疗法的广泛使用，许多温病患者虽然形成了瘀血，其血液粘度并不明显升高，此时也不能以此而否定瘀血的诊断。因而，现代的微观检查与传统的辨证施治之间尚未形成互相配套的一个体系，仅根据微观检查而诊断中医所说的瘀血证很可能是片面的。当然，微观检查对于早期发现温病中瘀血的形成还是有参考价值的。

鉴于以上情况，我们认为温病中的瘀血状态可以分为"瘀血倾向"和"瘀血形成"两类。即临床上有瘀血证表现者，称为"瘀血形成"；实验室检查出现了血液的某些"高粘、高凝、高聚"变化而尚无瘀血证表现者则称为"瘀血倾向"。在"瘀血形成"状态下，实验室的检查可以表现为"三高"，也可以不出现"三高"，甚至会有某些"三低"结果的出现。提出这一点，对于区别中西医"瘀血"的不同概念、指导诊断和治疗是有一定意义的。

温病热瘀的治法

温病热瘀的治疗当以清热解毒、活血化瘀为主，但还有一些问题，即对于在热瘀证治疗中常用几种治法的作用如何评价。

针对热瘀形成的原因有邪热煎熬、热盛气滞、血溢为瘀、阴伤脉涩、气衰血滞、素有宿瘀等，以及与热毒、瘀血往往同时存在的阴伤、气滞、气虚、出血等病理变化，往往不仅使用清热活血之法，而是常与养阴生津、疏理气机、补益元气、止血等法并用。就瘀血的治疗而言，除活血化瘀方药以外，其他治法方药对瘀血究竟有无作用呢？答案是肯定的。上述治法除了可以通过祛除产生瘀血的原因而起到间接治疗瘀血的作用外，其中有许多方药实际上本身就具有活血化瘀的作用。如在清热解毒药中，《本草纲目》记述黄连有"去心窍恶血"的作用，《本经》谓黄芩有"下血闭"的作用，《药品化义》中载述连翘有使"一切血结气滞无不条达而通畅"的作用。在养阴生津药中，《本经》则谓生地有"逐血痹"的作用，《本草纲目》记述玄参有"通小便血滞"的作用，《本经》又明确指出麦冬有"润泽心肺以通脉道"的作用等。由此可见，按现代以药物功用所作的中药分类法，未归于活血化瘀类的中药也有许多是具有活血化瘀作用的。

我们的动物实验结果也表明，清热解毒、益气生津等方药本身就具有一定的降低血液凝固度、降低血小板聚集性、扩张血管、抑制体外血栓形成、减轻血管内弥散性微血栓形成等多种类似抗"瘀血"的作用。如我们曾对 12 种中药进行了体外抗血小板聚集作用实验，发现其中对血小板聚集抑制率最高的是生地、连翘等非活血化瘀类药，高于传统的活血化瘀药如赤芍、丹皮、丹参、郁金等。我们另有实验结果表明，清热解毒（银花、连翘、黄连、黄芩）、滋养阴液（生地、玄参、麦冬）、活血化瘀（赤芍、丹皮、桃仁）、通畅气机（枳实）等多种治法都有抑制体外血栓的形成，增强血浆 SOD 活力等作用，而其中滋养阴液的方药作用最强。日本汉方界则把清热解毒的代表方黄连解毒汤作为一般疾病的活血化瘀方予以应用。这些提示，在探求温病热瘀证的治法方药时，对其瘀血的治疗不能限于所谓的活血化瘀药物，而应从更大的范围内进行研究。

同时，对热瘀证的治疗强调多种治法的配合是十分重要的，古人在这方面积累了丰富的经验，如犀角地黄汤中清热凉血、养阴活血数法并用。有报道活血化瘀药也可以增强清热解毒药对内毒素发热、炎症时毛细血管通透性增高、渗出、水肿的抑制作用。而我们的实验也提示，在凉血活血方中配伍甘寒养阴药物，不仅可以比单用凉血活血药或甘寒养阴药更显著地减轻发热、改善凝血机制、减轻组织损伤，而且可以抑制血小板和白细胞的减少。我们又有实验表明，活血化瘀方药与清热解毒或养阴生津的方药配伍，有显著加强对家兔内毒素性纤维蛋白原含量急剧下降的抑制，改善血液流变学和血小板聚集等指标的作用。这些都说明，对温病热瘀的治疗既不能拘于清热和活血两法，又不能以其他治法来代替清热和活血两法，而应在辨证的基础上，注意各种治法的配合。

另一方面，正因为在温病过程中存在着"瘀血倾向"和"瘀血形成"两种情况，所以在治疗热瘀时应有所区别。即对前者一般不必投用活血化瘀药，通过其他治法就可以取得去除其血瘀的效果；而后者则要注意活血化瘀药的运用。

关于温病热瘀的因证脉治

在温病的病理发展过程中，热毒是起主导作用的病理因素，但在此同时，也往往有不同程度的血液瘀滞，甚至存在着瘀血，其与热毒相结，形成了热毒血瘀，也就是热瘀。热瘀的存在对温病的病理变化和预后有重要的影响，孟教授对热瘀的成因和如何对瘀血进行正确的辨证和治疗有许多独到的见解，其主要观点有以下几个方面。

成因有虚实之异

历来医家对温热病中热瘀的成因有大量的论述，指出了形成热瘀的原因是多方面的。但孟教授认为古人的论述尽管是很精辟的，然而，对造成热瘀的某些因素还是有所忽略。如古人提出形成热瘀的因素从邪实方面来考虑，有因邪热煎熬、炼血为瘀的，有邪热伤络、血溢成瘀的，有素有瘀血、复感温邪的，有邪热壅滞、血阻成瘀的，而从虚的方面来考虑，则是因阴血耗损、脉涩成瘀的。这些无疑是造成外感温热病热瘀的原因，在临床上所采取的相应治疗措施如清热、凉血、化瘀、养阴等法也是必要的。不过，从临床和理论上来说，还有一些因素是不能忽视的。

他着重提出，在虚的方面，脏气虚衰、血行失司是造成温热病热瘀的一个重要因素，特别是在温热病后期，因邪热对脏腑功能的严重影响和所造成的实质性损害，甚至导致脏腑功能的衰竭，这样，心主血脉、脾主统血、肝主藏血、肺朝百脉等保证血行正常的各种功能严重失常，势必造成血液运行无力，血行缓慢，留而为瘀。所以在临床上对温热病处于厥脱状态者，往往可以用参、附等温阳益气的药物配合桃仁、红花等活血化瘀药治疗。而这种因虚所致的热瘀与温病后期阴液耗伤而致脉道中血液不足所引起的血行不畅也是密切相关、相互作用的。因而他指导研究生对益气生津的代表方生脉散治疗因大肠杆菌内毒素引起的 DIC 的作用机理进行了研究，实验结果表明，该方能加强解除红细胞聚集的作用，有效地减轻 DIC 的形成，说明通过补益脏气能有利于血液的运行而减少热瘀的形成。

另一方面，孟教授还指出，在热瘀形成的邪实因素中，邪热导致的气机壅阻也起到一定的作用。对此，古人也提出了一些用药的经验，如《松峰说疫》中治疗下焦蓄血证时，在生地黄汤中加入枳实，在《医林改错》治疗瘟毒气血凝结而致吐泻的解毒活血汤中也在清热活血药物中加入了柴胡、枳实。他认为，尽管气机壅滞是由邪热引起的，但一旦气机不畅，便会加重对脏腑功能的影响，致邪热更难透解，所以也要予以重视。他所指导的研究生在实验研究中发现，在清热解毒、活血化瘀、滋养阴液等药物中配合一定的枳实等疏理气机药物，对于改善热毒血瘀状态下动物的多项病理变化指标有促进作用。由此也可反证，气机壅滞是温热病中热瘀形成的因素之一。

因而，孟教授从虚、实两个方面对温热病热瘀形成的原因进行了补充，这不但丰富了温病学的理论，而且对临床治疗有重要的指导意义。

程度有轻重之分

在近年的中西医结合研究中，瘀血及活血化瘀法是一个热门。究其原因，除了在这一方面中医理论和治疗方药有许多值得研究的内容之外，对瘀血的检测指标较易做到客观化也是一个重要的原因。现代研究表明，在温热病过程中，往往会出现血液流变学指标、血凝学指标、微循环等方面的异常，这些与瘀血都有密切的关系。据此，有的研究者提出，在温热病的各个阶段都不同程度地存在着瘀血，也就是有着热瘀的病理。对这一点，孟教授指出有几个问题应予以注意。

一是实验室检测指标与中医瘀血诊断标准的关系。他认为，实验室检测从微观角度发现血行之异常，这无异是可取的，但如把这些检测指标作为诊断瘀血的唯一标准，那也是不全面的。因为中医对瘀血的诊断有其独特的标准和指导治疗的意义，按照中医学理法方药一致的要求，诊断为瘀血就要投用活血化瘀的药物。显然，在卫、气分阶段，即使在血液流变学、血凝学、微循环等方面有所异常，但多数情况下按中医辨证，尚不能诊断为瘀血或热瘀证，也没有必要用活血化瘀药物。相反，在某些情况下，虽然实验室检测不支持瘀血的诊断，但按中医辨证仍可诊断为瘀血，并当投用活血化瘀药物。如近年有许多报道，温热病在卫气分阶段已有血液粘度增加及微循环异常，这虽然提示血液运行出现了某些障碍，但尚不能据此而认为已有瘀血存在，当然也不须用活血化瘀药。而在温病后期，特别在发生了血管内弥漫性凝血后，处于低凝期或纤溶期之时，实验室检查可发现血液黏度和血液凝固度下降，即处于出血倾向，但此时按中医辨证仍属瘀血，仍须投以活血化瘀之品。所以不能把实验室的一些凝血倾向指标都称为瘀血，这样才能有效地指导临床治疗。

二是区分瘀血形成和瘀血倾向而指导施治。孟教授认为对温热病中血液运行的障碍可分为瘀血形成和瘀血倾向两类情况。在临床上按中医辨证能确定为瘀血者，称为瘀血证，如发生在温热病中，因有邪热的存在，所以一般可以诊断为热瘀。但如仅在实验室检测指标上发现了"高凝、高粘、高聚"等异常，而没有明显的瘀血征象，此时一般可称为瘀血倾向。对已有瘀血形成者的治疗，当然应投用活血化瘀之药，因同时有邪热的存在，所以多与清热凉血解毒之品相伍而用。对于仅有瘀血倾向者的治疗，是否要用活血化瘀药应根据具体情况而定。如属一般的卫、气分证，瘀血在病理变化中不起重要的作用，可以不用活血化瘀之品，在通过清热解毒、攻下热毒等方药的作用后，其瘀血倾向也可得到纠正。也有虽无明显的瘀血征象，但适当加用一些活血化瘀药可以提高治疗效果。这主要是针对某些气分热毒炽盛之证，或邪热有内传营血趋势者，在瘀血的明显临床征象尚未出现之时即配合使用一定的活血化瘀之药，可以提高疗效。这是对传统辨证用药的发展，实验和临床证明，用之得当是有效的。但这并不是说，一见有关血液的实验室指标的改变就可诊断为瘀血证而必须使用活血化瘀的药物。

治热瘀当开思路

对温热病热瘀的治疗当以清热解毒、活血化瘀为主。但孟教授认为，更应注意针对形成热瘀的原因进行治疗，并就此而开展了一系列的研究，在这基础上提出了以下的观点：

一是治疗热瘀应循"治病必求于本"的原则。孟教授指出，正因为在温热病中形成热瘀有许多因素，所以在治疗热瘀时，必须首先祛除导致瘀血形成的这些因素，这就是"治病必求于本"的原则。如因邪热亢盛而引起血液受煎熬、血络破损而血外溢、阴血耗伤，从而形成瘀血者，应首先着眼于清解热毒，热毒得去，则形成瘀血的这些因素得除，就可以有效地阻止热瘀的产生。如忽略了这一点，虽然投用大量的活血化瘀药物，邪热不去，热瘀是不可能清除的。对于因阴津血液大量耗伤而导致血脉枯涸，血行不畅而形成瘀血者，同样，也应从补充大量的阴液入手，才能有利于瘀血的消除和阻止瘀血的形成。他认为现代医学所用的输液疗法能快速地补充阴液，诚为一种对热瘀的有效疗法，但中药的补阴药物所具有的保护机体、抑制病原微生物、退热、抗炎、改善血液运行状态、调整体内的免疫功能等作用却是输液疗法所不能替代的，两种方法可以起到互补的作用。

二是其他治法也有活血化瘀之效。他指导研究生开展了有关热瘀证治法的作用机理研究，如清热解毒、活血化瘀、疏理气机、养阴生津、补益元气等法对热瘀动物模型的作用机理。研究结果表明，这些治法中的许多方药对改善和治疗瘀血或瘀血倾向都有着很好的作用。从而说明，这些治法不但起到了针对热瘀形成原因的治本作用，而且这些方药本身就具有一定的活血化瘀作用。如对处于热瘀状态的动物模型分别用清热解毒方（银花、连翘、黄连、黄芩）、滋养阴液方（生地、玄参、麦冬）、活血化瘀方（赤芍、丹皮、桃仁）和通畅气机的枳实煎汤内服，发现都能抑制体外血栓的形成，而其中以滋养阴液方的作用最强；在对12种中药进行体外抗血小板聚集作用的实验中也发现，其中对血小板聚集抑制率最高的是生地、连翘等非活血化瘀药，其作用都强于赤芍、丹皮、丹参、郁金等传统活血化瘀药。这些实验结果提示，对瘀血的治疗不能只着眼于所谓的活血化瘀药。他指出，对中药进行作用的归类是为了便于学习，但切不可认为归于那一类就没有其他方面的作用。所以，研究治疗热瘀的方药，乃至于治疗各种瘀血证的方药，不应局限于中药书上归为活血化瘀类的药物。

三是对热瘀的治疗应注意多种治法的配合。孟教授提出，既然除了活血化瘀药物外的多种方药对热瘀可起到针对病因治疗的作用，又可对热瘀有直接的治疗作用，所以在热瘀证的治疗中，除了用传统的清热解毒和活血化瘀药外，还应在辨证的基础上与多种其他治法配合。他指导的研究生在实验中也发现，清热解毒、滋养阴液、活血化瘀、补益元气、通畅气机等法在配合后多有协同作用。如在凉血活血方中配合甘寒养阴之品后，其退热效应、减轻组织损伤、改善凝血机制等作用得到明显增强，而且对大肠杆菌内毒素所引起的血小板和白细胞减少能起到抑制的作用。又有实验表明，清热解毒或养阴生津方中配合了活血化瘀药后，能明显改善血液流变学和血小板聚集率等指标。孟教授在临床上，对热瘀证的治疗也往往不是拘于单纯的一二个治法，而是在辨证的基础上，结合对热瘀证病机的理性认识和科研结果，注意配合养阴生津和调理气机药物，所以每能取得较好的疗效。

可以看出，孟教授对热瘀本质及其治法的认识在前人的基础上有了进一步的发展，特别是他指导研究生所进行的研究，对热瘀的本质和治疗热瘀方法的机理有了深入的阐发，并进而对瘀血证和活血化瘀法的研究做出了重要的贡献。

四逆散的加减运用

在临床上，对四逆散及其加减方，除了治疗外感热病因邪热郁于里而致的四肢逆冷证候外，更多的是用于各种内、妇科疾病。现将孟教授多年来所治诸病的经验概述于下。

消化系统疾病

利用四逆散的疏肝理气，调和肝脾作用，治疗多种肝胆脾胃病证。

1. 慢性胃炎、溃疡病（肝胃不和证）：因肝胃不和，肝气犯胃而导致胃脘作胀疼痛，牵引两胁，嗳气泛酸，大便秘结或不畅者，用四逆散以枳壳易枳实，加延胡索、乌贝散、半夏等。如嗳气频甚者，加煅赭石、橘皮；伴有呕吐恶心者，加姜竹茹、姜川连；若胸中有火热感，可加蒲公英。

2. 慢性肝炎（肝郁气滞证）：肝郁气滞，失于条达，症见两胁作痛，右胁尤甚，腹胀，食纳减少，体倦乏力，肝肿大，舌红苔黄，性情多急躁者，用四逆散加赤芍、延胡索、川楝子、丹参、干地黄等。如牙龈常出血，加桑椹子、大黄炭；口干口苦，小便黄，加黄芩、芦根；如有轻度黄疸，湿热较盛者，可加茵陈、栀子、猪苓、茯苓、车前子等。

3. 慢性胆囊炎（肝郁气滞证）：肝胆枢机不利，症见右上腹疼痛，或胀痛或钝痛，或牵及肩背部，胃脘部每有灼热感，或嗳气，呕恶，饮食减少，厌进油腻食物者，用四逆散加延胡索、炒川楝子、鸡内金、木香、郁金等。如呈急性发作而见上腹痛甚，寒热时作，或有黄疸者，可加茵陈、栀子、蒲公英、银花、大黄、黄芩等；如伴有结石者，可加金钱草、制大黄、虎杖、鱼脑石等。

4. 慢性肠炎（肝脾不和证）：因肝失疏泄，脾失运化，肝木乘脾而致胸胁不舒，腹中隐隐作痛，甚至胸中鸣响，大便溏，日二三行，食纳少，食后作胀，易躁多烦，肢倦乏力者，用四逆散加青陈皮、怀山药、白术、煨诃子肉。如久泻不止，食油腻则便溏加重者，加土炒防风以鼓舞胃肠之气；如腹痛较甚，痛则作泻，泻后痛缓者，可加防风、陈皮、白术、白芍；如时有形寒，肢体欠温者，加桂枝以温经和营。

神经系统疾病

神经系统疾病每可通过四逆散疏理气机、恢复升降以调整机体脏腑功能而获得效果。

1.功能性低热（肝脾失调、营卫不和证）：因病久气血两虚，并有肝脾失调、营卫不和而致长期低热不退，下午形寒恶风，面色淡黄，精神倦怠，心慌，纳差，睡眠不实，口干不欲多饮者，用四逆散以枳壳易枳实，加生黄芪、防风、白术等。如下午恶寒较甚者，可加桂枝、生姜、红枣等。

2.精神抑郁症（肝郁气滞、心脾郁结证）：因情志不遂而导致精神抑郁症，患者以更年期妇女为多，症见精神抑郁，终日寡言笑，多疑虑，心中惶惑，惕惕欠安，时感胸闷胁胀，或善怒，或常欲叹息者，治用四逆散加龙齿、酸枣仁、柏子仁、香附、郁金。若神思不定，精神恍惚者，加百合、知母；如大便燥结难解者，以枳实易枳壳，加生地、火麻仁。对此类患者还应配合心理疏导、调畅情志之法，则药物治疗的效果更显著。

生殖系统疾病

生殖系统疾病多与肝、肾、心、脾有关，而四逆散善调肝脾，长于疏理气机，故孟教授常用以治疗各种生殖系统疾病。

1.月经不调（肝气郁结证）：因肝气郁结每致月经经期或超前或落后，或先后无定期，胸胁不舒，经前乳房作胀，少腹胀痛，经色紫黑有块，烦躁，脉弦者，用四逆散加赤芍、丹皮、当归、制香附等。如月经下行不畅，脐腹满痛者，用四逆散合《济阴纲目》玄归散（当归、延胡索）；如肝郁而有瘀热者，用四逆散加延胡索、刘寄奴、赤芍、丹皮等；如肝郁而有瘀血致经少、经闭，或经行腹痛甚者，加入制香附、川芎、红花等；如月经持续多日不净，属血热者，四逆散去枳实加丹皮、赤芍、生地、黑山栀；如属冲任不固者，则加潼蒺藜、菟丝子、川断等，还可选用棕榈炭、蒲黄炭、莲蓬炭等以加强止血作用。

2.不孕症（肝郁气滞证）：因肝郁而引起的不孕，症见月经先后无定期，经量少，经前乳房胀痛，经行腹痛，常感胸胁不适，精神抑郁，舌红，脉弦，用四逆散以枳壳易枳实，加当归、白术、茯苓、川芎等。如乳胀有块者，加王不留行、路路通、青皮；如乳房胀痛有热感或触痛者，可加川楝子、蒲公英、制香附；如形体肥胖，面色白，胸闷，苔白腻者，可用四逆散合启宫丸（制半夏、茯苓、陈皮、苍术、香附、川芎、神曲）。

中医药对热性病治疗之思考

热性病自古以来是威胁人类生命健康的一类重要疾病，

虽然近几十年来，疾病谱有了很大的变化，但热性病的危害并不见得有所减少。中医药学几千年以来，在与热性病作斗争的长期实践中，积累了丰富的经验。从汉代张仲景《伤寒论》到明清时代所形成的温病学，对热性病的诊治作了系统的整理，提出了一整套对热性病进行辨证治疗的理论，并有相当细致的诊察方法和针对各种热性病证的数以万计的方剂。在当前，西医学对各种急性发热性疾病，如急性传染病等已有了相当先进的治疗方法，特别是在抗生素、激素、输液疗法等广泛运用之后，对这类疾病的治疗效果有了很大的提高，在许多方面显示出优于中医学的传统方法。在这一形势下，如何认识中医药学在治疗热性病方面的作用和前景，是摆在中医药学界面前的一个重要问题。

中医药治疗热性病是否还有优势

众所周知，目前确有中医治急性病不如西医的说法，作为中医药工作者，对此当然不能赞同。但另一方面，我们也不能不承认，在对许多急性病，包括急性传染病的治疗方面，中医的传统优势确实是在逐步失去，所以在中医院里就诊的急性发热性疾病患者较少这一局面是难以避免的。

但是，这决不意味着中医药治疗热性病就没有前途了。当前临床的事实清楚地表明了在治疗热性病方面，中医药仍有极为广阔的用武之地和发展的余地。

一是中医药治疗许多热性病取得了公认的疗效。其中有的疗效并不比西医差，而且有的是西医治疗效果欠佳而用中药治疗奏效的；有的可能比西药作用慢一些，但因无明显的毒副作用而显示出其优点；有的即使效果比西药差，但从已取得的效果中包含着许多值得进一步研究的东西。

二是随着疾病谱的改变，在急性传染病中，病毒性疾病的发病比例逐步增多。有统计资料表明，其所占比例达70%以上。这些病毒性疾病的发病率很高，对人类的生命健康可造成严重的危害。据统计，每个人一生中要有200次以上的病毒感染。虽然，许多传染病的发病率在显著下降，但仍有许多病毒性传染病的发病率是相当高的，如我国的肝炎病毒携带者达1亿人以上，流行性出血热每年的患者也有6~10万人，至于每年患病毒性感冒的病人更是无法统计。然而，对病毒感染，目前现代医学还缺乏有效的治疗手段，大多数病毒性疾病还没有确切疗效的药物。相比之下，在中医药里治疗病毒性疾病的方药是非常多的，而且其中有许多已被证实具有可靠的治疗作用。

三是中医药学对病毒性疾病治疗的内容极为丰富，而且在临床上实际运用的只是其中极少的一部分。换句话说，就是中医药学治疗热性病还具有很大的潜力。因为自西医传入中国以来，以其用药较方便、一般见效较快的优点及其他一些原因，很快占领了治疗急性热性病的阵地，中医很少有机会在正规医院里治疗这些疾病，因而造成了许多对热性病治疗有效的方药得不到临床的推广运用。在党的中医政策贯彻以后，在一些医院开展了对热性病的中医药或中西医结合治疗，取得了相当好的成绩，但因中药在用药途径等方面的不足，仍然阻碍了中医药在治疗热性病方面的广泛运用。在这种情况下，可以认为，不是中医药在治疗热性病方面没有优势，而是这种优势没有能充分显示出来。

所以我们认为，在治疗热性病方面，中医药是有其优势的，而我们面临的问题是如何充分发挥这种优势。

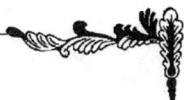

如何发扬中医药治疗热性病的长处

既然中医药在治疗热性病方面有优势，而这种优势由于种种原因没有能发挥出来，就必须进而探讨如何使中医药治疗热性病的优势能充分地发挥，从而在医学界和临床上占据其应有的地位。我们的想法是，在正确执行党的中医政策的前提下，中医药人员应在以下几个方面进行不懈的努力。

一是在思想上解除对中医药治疗热性病的畏难情绪。由于中医药在治疗热性病方面与西医相比确实存在着落后和不足之处，所以要开展中医药治疗热性病，必然有许多困难。如果知难而退，那就不可能在这一领域取得突破；反之，如能知难而进，在临床上大胆尝试，勇于探索，就有可能在中医药治疗热性病方面取得成就。从 20 世纪 50 年代用白虎汤治疗流行性乙型脑炎到 20 世纪 70 年代用中医药治疗流行性出血热，无不是敢于应用中医药治疗热性病所取得的成绩。当然，要治疗热性病，工作责任要重得多，不仅工作量大，而且风险也大。但如果中医人员本身的思想不解放，要想在治疗热性病上有所作为是不可能的。

二是认真继承和发扬中医药治疗热性病传统理论和经验。虽然，近几十年来在整理和研究中医有关外感热性病文献方面取得了很大的成绩，但在浩如烟海的中医文献中此方面的内容毕竟还是很少的，特别是对历代治疗热性病的大量方剂和不计其数的医案，还缺少系统、全面的整理和研究。即使是对尚健在的老一辈中医学家在治疗热性病方面的经验，整理得也不够。所以在这一方面有许多工作要做。

三是在中医药治疗热性病方面充分发挥特长。与西医相

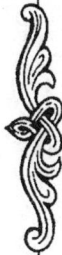

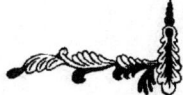

比，目前在对热性病的治疗上，中医对病毒性疾病的治疗有着比较明显的优势，因而可以在这一方面较多地开展研究，以研制出对病毒性疾病具有确切疗效的中药制剂。但另一方面也不能完全放弃对细菌等其他病原微生物引起的急性热病的研究。

四是加强对中药治疗病毒性疾病机制和新剂型的研究。中医药虽然在治疗病毒性疾病方面有一定优势，但如果不进一步提高其疗效，并在用药方便、速效、量小等方面有明显的改善，随着西医药在抗病毒药物方面的不断发展，中医药在这方面的优势也会失去。只有努力提高中医药在治疗病毒性疾病方面的疗效，并使所用的药物为广大患者所乐于采用，中医药在这一方面的优势才能保持下去。

研究中医药治疗热性病的主要途径

面对着研究中医药治疗热性病的重大课题，一是要靠组织领导，二是要靠科学技术，特别应在以下几个方面采取有效的措施。

一是在中医医疗机构里设置传染病病房。目前在中医医疗机构中设立传染病病房的是极少数，甚至有些省级中医医院也没有传染病病房。这样主动放弃中医药治疗传染病的阵地，对于整个中医事业都是很不利的。由于历史的原因和对传染病管理的要求，目前在中医院内所设立的传染病房可以按西医传染病房的要求进行管理，但治疗上除了必要的中西医结合措施外，应以中医药治疗为主。

二是重视以现代科技方法研究中医药治疗病毒性疾病。在研究中医药治疗病毒性疾病的队伍里，应大量吸收现代药理、药化、制剂以及微生物、免疫学、病理、西医临床等方面的人才，从各个方面来研究中医药对病毒性疾病治疗的机制。与此同时，要加紧剂型改革的研究工作，多研制服用方便、高效、速效的新剂型。应力求做到对中药抗病毒药物机制的研究和抗病毒中药制剂的研究与西药的研究要求一致起来，并进而与国际的抗病毒研究和药品要求接轨。

三是要提高广大中医药工作人员的业务素质。善于运用和总结中医药治疗热性病的经验，并不断地予以提高。只有在更为大量、广泛的临床实践中，才能逐步提高中医药治疗热性病的效果，也才能提高中医药人员的业务水平。在这个基础上，就可能在中医药治疗热性病的理论上有所发展和突破。

总之，中医药在治疗热性病方面是有一定优势的，但这种优势不是一成不变的，要看到在过去已在许多方面失去了优势，要保持和发展现仍存在着的优势，还必须作出艰苦的努力。在新的形势下，中医药治疗热性病面临着挑战和机遇，愿中医药界的同道们共同努力，为振兴中医药，为中医药在治疗热性病方面有所突破作出贡献。

中医药学应有一个飞跃

一切事物无一不在变化运动之中而得到发展，中医药学也不例外，它也是经过了长期的发展才逐步形成为一门内容极为丰富的医药学科。毫无疑问，中医药学的发生发展对于人类，特别是对中华民族的繁衍起到了不可磨灭的作用，直至今日，这一作用仍在继续着。但事物还得进一步地发展，旧有的事物总不可能完全适应时代的需要，必须随着时代的前进而发展，否则，它就没有生命力。那么，中医药学究竟应如何发展而使其能更适应客观的需要呢？这是一个值得认真探讨的问题，现就孟澍江教授所见，作一整理，提出一些看法供参考。

中医药学自身要不断提高

中医药学是一个伟大的宝库，但其中不可避免地会掺入一些论而欠明或论而欠确的东西，即使是其中有些在过去或现在看来仍有价值的内容，也有一个继续提高和发展的问题。具体地说，有以下几个方面：

1. 基础理论方面：中医药学的理论是以阴阳五行、脏腑、经络、气血、津液等为核心的，它贯穿于病因、病理、诊断、治疗及方药等各个方面，所以是中医药学的重要基础。在长期的中医药学发展历史过程中，已形成一个完整的学术体系，在具体运用中也能有效地指导临床诊疗。然而，这一理论体系毕竟年代久远，不是在同一时期产生的，所以其概念往往不够统一。仅就流传到今的大量中医药书籍来说，其数量数以万计，但文字古奥，更有不少脱简遗佚之处，往往难窥其原貌。而在表述上，词汇较少，古今文辞又有一定的差异，说理较为朴素。所以古代的有些理论已有失传的地方，如阴阳爻卦、子午流注、运气学说等。以上这些是历史的原因所造成的，在今天对这些内容并不是简单地予以否认就可以了，还必须深入探讨，使其中湮没已久的有用东西能发掘出来，为今日所用。当然，对其中明确为不科学

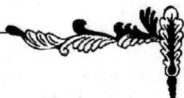

的内容，也要在研究的基础上予以扬弃。

2.病因病理方面：前人在认识病因时，多依赖逻辑推理。如"外感不外六淫，内伤不外七情"，还有新感伏邪等，均是以症状为基础的，即所谓"辨证求因"。在此基础上针对其病因进行治疗，即所谓"审因论治"。中医的辨证论治就是这个道理。当然，这是一种有效的诊治疾病的方法，有其不可抹杀的长处。但这一认识疾病的思辨方法尚不能揭示疾病的本质。如感染性疾病的发生，已明确是由细菌、病毒等病原微生物引起的，而中医学的认识，由于条件的限制，只能从肉眼能观察到的现象去认识病因。在解释病理时，也有很多不是从疾病的内在机理去认识。如黄疸病，中医是从外在的表现去认识它的性质，凡色泽晦暗者属于阴黄；凡黄如橘子色者属于阳黄。这样认识黄疸的属性，当然也可以指导治疗，有时也能取得较好的效果。但这却不能从疾病的内在的机理去分析其为溶血性、阻塞性、肝细胞性，以进一步剖析疾病的实质，因而对疾病的病势、预后有时往往不能作出正确的判断。所以这些都有待于进一步研究和提高。

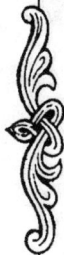

3.诊断治疗方面：中医对疾病的认识是以所出现的症状为基础，经过分析综合，最后得出一个病机概念，也就是所谓的"证"。这一概念是一个高度的概括，如邪袭肺卫、邪伏膜原、热灼营阴、肝郁气滞、络脉瘀滞等，临床上可以根据这一病机提出治疗的大法，并开出处方。然而，病机不等于一个疾病，因为每一个疾病都有不同的阶段，每一个阶段又可以有不同的症状表现，通过归纳分析，可以得出多种病机。在临床上，不同的疾病可以出现相同的病机，这时就可以用同一治法，这就是"异病同治"，"异病同治"实质上就是证同治亦同，证异治亦异。显而易见，中医治病的依据不

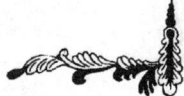

在病名而在病机，如果只提病名，是很难提出治疗方案的。这种辨证治疗确有执简驭繁的优点。然而，也应看到，证是以症状为基础的，如果病人没有明显的症状，那就谈不上治疗，就这一点来看，仅仅直观的诊断就有很大的局限性。而还有一些不同疾病所表现的"相同"的证，虽有其一致的地方，但其引起的原因又往往不尽相同，所以在治疗用药时可能会有某些不同，此时如只停留在辨证的水平，就不能对此作出区别。要解决这个问题，就应借助现代的许多诊断手段。正因传统的辨证有所不足，所以有人提出辨证与辨病相结合，即既要辨证，又要辨病。这比起只辨证不辨病，或只辨病不辨证就前进了一步。但目前这一点还缺乏具体深入的研究，尚须作进一步的探讨。

在治疗方面，前人创立了不少有效的治疗方法，在辨证论治理论的指导下，在各科领域都形成了一整套的治疗方法。然而，大多数是沿用传统的疗法，似感创新不足，不能满足当前的客观需要。对治疗来说，贵在疗效，要得疗效提高，必须在疗法上有所创新，特别是对目前较为难治的疾病，如肿瘤、白血病、再生障碍性贫血、艾滋病等疑难杂病，在治疗上要有所突破。更何况，医学上还有很多未知数，还有许多尚未被人们所认识的领域，新的病种也在不断地出现。这就要求人们不能固守旧法，而要力求创新，才能使其有新的生命力。

4. 方药方面：前人创立了不少方剂，发掘了近万种药物，为中华民族的繁衍和人类征服疾病起了巨大的作用。这是一份无比伟大的财富。然而，随着时代的发展，人们对治疗效果的要求越来越高，目前对于方和药还须进行更为深入的研究。在这一研究中有两个值得注意的问题：一是方药的疗效重复问题。即某些方剂在运用时，往往都能取得较为显著的疗效，可是还有一些方剂用于同一性质的疾病，对于甲病人有效而可能对乙病人无效，这就是疗效能否经得起重复的问题。当然，我们不要求同一疾病用同一方剂都能取得完全相同的疗效，但至少应有一个使用规律可寻，具有相对的稳定性。二是如何研究中药的问题。自然界的药物品种繁多，有许多还未被发现或未被完全发现其作用。所以还要大力继续发掘，特别对那些治疗某些病证有肯定作用的药物更要重视对其疗效机理和有效成分的研究。对中药的研究还要重视炮制问题。传统的中药炮制工艺非常讲究，如柴胡用醋炒可加强舒肝之力；半夏用姜汁制，不仅能止呕，还能减少其毒性；白术用土炒则更有助于补土健脾；黄柏用盐水炒，可引经入肾清泄虚热。如能认真做好药物的炮制，必大利于增强药物的疗效，但其中的道理还应进行深入的研究。另外，目前在中药里，伪劣药材充斥市场，这不仅影响疗效，而且直接危害人体身体健康。对这一问题也应严肃对待，加强管理，有关管理部门要将其作为关系中医药事业发展的大事来抓。

中医药学应重视吸取现代科技以充实提高

中医药学是数千年来逐步形成的自成体系的一门自然科学，有其独特的长处，但也有一定的局限性，所以自身要发展提高。而其自身发展提高的一个很重要的因素是在于能否很好地吸取现代科技理论和知识，特别是与现代医学密切地结合起来，从而能对中医药学的提高发挥重大的作用。但有一点应明确，中医药学吸取现代科技知识，不是抛弃传统的东西，而是为了更好地提高中医药学，使其更完备，更体现现代科技发展的最新水平，从而更能发挥作用。具体来说，有以下几个方面的工作。

1. 加强病因病理研究：上面已谈及，中医学认识病因是建立在辨证求因、审因论治的基础之上的，是一种逻辑推理的说理方法，这种方法能执简驭繁地指导临床，有其一定的科学性和优越性。不过，它是一种以宏观认识为主的诊治方法，往往带有假设说理，而不能完全揭示疾病的实质，所以对疾病的认识有其不够深刻之处，有时，这种认识就显得有所不足。现在对疾病的认识则应把宏观认识与微观认识结合起来，一定要找出疾病之本质所在。如对某种疾病，应了解其病因是什么，病理变化的过程如何，其预后又怎样等等，也就是对疾病应有一个全面的认识，对疾病不仅要知道其有哪些现象，而且还要知道其内在变化。而中医学对疾病的认识就多停留在疾病的表面现象，对其本质的变化则不甚了了，所以说理欠清，抽象概念较多，经不起连续问几个为什么，这固然与中西医的理论体系不同有关，但这种现象应该要有改变，不能让中医学始终停留在朴素的说理水平。所以应将现代生物学特别是现代医学对人体和疾病了解的知识，充实到中医学之中来，使中医学的理论有一个质的提高。

2. 加强诊断疾病的能力：中医诊断疾病侧重在感观所能收集到的资料方面，如对望、闻、问、切的综合运用，八纲的综合分析，然后得出一个证或病的概念。传统的诊治方法不外于此。运用这一方法确实能指导临床用药，在这方面总结了不少的经验。但这毕竟还停留在感性的、朴素的认识水平之上，与目前临床、科研以及广大群众所要求的还有很大的差距。在这一方面要有所提高，就必须把现代科技及现代医学知识和手段，如实验室、X线摄片、CT等检查及各种科技方法尽可能地引进来，加以融汇利用，真正做到索微索隐，对疾病有一个完整的、深入的、理性的认识。

3. 提高治疗水平：中医在治疗方面强调理法方药的一致性，在运用过程中，这无疑能取得效果。可是，我们还不能满足于此。因为目前还有不少被认为是"不治之症"的疾病，中医目前对其仍是望洋兴叹，即使是中医治疗效果较好的一些疾病，随着现代医学水平的飞速发展，许多方面的疗效已大为提高，中医学在这方面的优势正在或已经消失。所以我们决不能停留在目前中医治疗疾病的水平上，而是要进一步提高疗效。对治疗效果较差的疾病固然要寻求新疗法，就是对疗效较好的疾病也要不断地创新发展，更进一步地提高疗效。要做到这一点，除了要更深入地挖掘中医药学的宝贵遗产和流传于民间的各种有效疗法外，还要努力吸取现代医学中可以为中医学所用的内容，在对疾病的治疗时，没有必要严格的区分中医药、西医药，总以提高疗效为中心。当然，也不是对任何疾病都是要搞中西医两套，更没有必要对任何疾病都采用中西医重叠治疗，但对一些疑难重病，为了提高其疗效，这一点还是很重要的。

4. 开展中药研究，提高中药的质量：中医理论、诊断、治疗手段的提高只是一个方面，还有一个重要的问题就是中药。中药质量的提高是中医取得理想疗效的必要条件。医与药是相辅相成的，两者缺一不可。中药一贯是以四气、五味、归经等理论为指导的，前人曾在尝百草和与疾病作斗争的长期实践中得到了丰富的药物知识。某一味药能归何经、性味如何、可治何病，这确实是长期经验的积累，其中包含了科学性。但从整体上来说，还是停留在知其然而不知其所以然的水平，这显然不适应现代科学和社会发展的要求。所以在中药研究上，必须采取现代药理研究方法，逐步搞清有效成分，并进而对现有的剂型进行改革，大量地采取现代的药物新剂型，使中药更符合科学性，提高用药的合理性和治疗效果。同时也要注意坚决取缔伪劣药品，以保证人民身体健康。有人曾提出："如中药的问题解决不好，中医就会毁在中药上"。这话虽有些偏激，但也不无道理。所以对中药的研究是关系于中医药学前途的大问题。

提高中医药队伍的整体素质

1. 切实办好中医学教育，提高中医药人员业务水平：我国地广人多，缺医少药现象仍很严重。从20世纪50年代起，在党中央的关怀下，我国开始有了高等中医药学教育，从1978年开始又有了中医的研究生教育，为我国培养了大批高级中医药人才，但从总体来看，学校正规教育所培养的中医药人才还是远远不够的，所以还开办了成人中医药教育和社会办学，而广大农村中更有大量缺少系统学习而从事中医药工作的人员。当然，这些人对中医药事业的发展和人民群众的健康也做出了积极的贡献，有的也积累了较为丰富的经验，具有一定的学术水平，但其中的大多数，因为学习不系统，知识面较局限，特别对现代医药学了解较少，所以在从事医疗工作时，或多或少地有各种困难及不适应社会需要之处。有鉴于此，大力开展中医药人员的进修学习很有必要，在此基础上开展中医药人员的考试，严格中医药从业人员的资格审定。这样就可以使大量的中医药学队伍中的有关人员得到进修学习的机会，提高诊疗水平，就可以大大提高中医药队伍的整体素质，推动中医药学事业更快、更好的发展。

2. 建立一支高水平的中医药研究队伍：目前，我国虽已有一大批高级的中医药研究人才，但医学这门科学的发展是无止境的，特别是目前现代医学的发展是突飞猛进的，所以对中医药学来说，要使其学术水平和科研成果有新的突破，必须要有一支庞大的、高质量的专业研究队伍。从20世纪50年代起，在周恩来总理的倡导下，有一大批西医学习中医人才加入到中医药研究队伍里来，在其后的几十年里起到了重要的作用，当然，在中医药的自身队伍里也出现了许多研究中医药学的人才。但从中医药人才的研究队伍总体来看，力量还是相当单薄的，整体的技术水平较低，研究的设备更显得落后，因而不能满足中医药学发展的要求，更不能适应现代科学发展和社会对防病治病的需要。所以在今后还应采取有力的措施，扩大中医药学的研究队伍，提高这支队伍的研究水平，大大改善其研究条件。可以设想，在今后除了继续举办西医学习中医班外，还可以试办中医学习西医班，其学习对象是中医药队伍中有志于研究中医药学者，有大专以上系统学习中医药学的经历和五年以上的中医药学实践经验。学习方法可采用系统学习西医学理论和重点学习与将要从事的中医药学研究内容有关的专业相结合，学制2~3年，毕业后主要从事中医药学的研究工作。西学中和中学西两种形式互相配合，可以期望在某些方面有所突破，有所发展，有所创新，从而使我国的中医药学大放异彩，出现一个大的飞跃。

以上所说，是通过总结过去，观察现在，展望将来，提出一点有关发展中医药学的、极不成熟的看法，是否正确可行，还请各位领导和同道审酌研究。

根深才能叶茂

目前，中医药事业正在以前所未有的速度在发展，许多人看到其中也存在着一些不容乐观的问题，因而进行了多方位的思考，提出了许多见解，不少有识之士对中医学面临的问题表示了担忧，并探讨了相应对策。毋庸讳言，在新的形势下，中医学和中医药事业面临着重大的挑战，例如，许多中医院内缺少群众威信很高的名中医，为数不少的年轻中医正在或已经演变为西医；有的中医院缺乏中医特色，基本上与西医院相同；中医所治疗的病种范围有萎缩趋势，不少中医医疗单位的业务量不大或正在下降；从总体来看中医学术水平的提高较缓慢，而中医理论更少有突破等。产生这些情况的原因是多方面的，有社会的原因，有行政领导的问题，也有中医本身存在的问题。从中医学自身的不足来寻求原因并探索出路，是具有积极意义的，也是必要的。因此，中医事业的能否发展是关键在于其自身的学术及实际应用，而学术的发展如同树一样，只有把树根扎得深深的，才能长出茂密的树冠。以下是孟教授就中医的根怎样才能扎得深的问题所谈的一些看法。

208

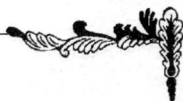

关于中医工作者的素质要求

中医学内容博大精深，加上其所产生和发展的特殊历史背景，学习中医是较费力气的，同时当前对中医的要求是多方面的，除了中医学方面的要求外，还要具有现代科学（包括一定的西医学）知识和相应的能力，并要掌握外语、计算机等，要成为一个合格的中医确实很不容易，必须付出双倍的努力。而中医学术水平的高低取决于中医队伍的素质，也就是要看每个中医工作者的素质，所以必须注意提高每个中医工作者的素质，这样才能从整体上提高中医的学术水平。

对中医工作者素质的要求，首先应重视掌握传统中医学的理论并认真继承其学术经验。我认为所谓的"名老中医"与大多数中青年中医目前的一个重要区别是：对传统中医理论，特别是中医古典医籍熟悉的程度，前者明显强于后者；在中医辨证论治方法运用的熟练程度和经验积累方面，前者明显胜于后者；然而对现代科学，特别是现代医学熟悉的程度，则后者可能优于前者。应该说，二者各有所长，但从中医临床水平，即运用中医的方法诊治疾病的效果，以及群众的信任情况，一般来说，前者优于后者。按理说，中医工作者掌握了一些现代科学和现代医学的知识，对于提高临床诊疗水平应该是有益的，但为什么会出现以上的情况呢？我想，群众找中医看病，主要还是希望通过用中医药学来解决疾苦，而不是希望用西医的方法，否则，为何不直接找西医呢？所以中医要有市场，要受到群众的欢迎，主要是靠中医学术水平，能运用中医的方法解除群众的疾苦，当然，能结合一些确实有效的西医治疗方法，也能受到群众欢迎的。

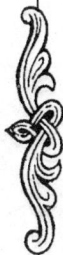

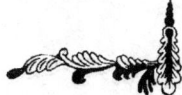

这就不难理解，在我们江苏省，有些较年轻的中医，因为中医理论基础扎实，坚持中医特色，善于用中医的方法，临床疗效较好，所以虽然现代医学不太精通，更少运用，但却有很高的群众威信，业务开展甚佳，有的还取得了各级"名中医"的称号。而有些中医人员花了很大精力学习现代医学，甚至快要转变为西医了，但其业务开展并不顺利。中医工作者之长是在掌握了中医理论和诊治方法，而不是西医的知识，所以要做到"扬长避短"、"取长补短"，而不能以己之短去比别人之长。

在中医的学习，包括开展中医现代教育的过程中，应注意两个问题：一是要克服浮躁情绪。有些人，包括某些处在领导岗位上的人，对中医事业中存在的问题看得较多，也急于寻求解决的办法，并进行了一些探索，但其中难免有急于求成的倾向。如对中医院校中医专业毕业生分配难的问题，简单归结于是因为处理急危症和西医诊治能力较差，因而不受医院及群众欢迎，而对当前中医专业毕业生的中医理论不熟悉和运用中医学方法处理疾病能力差的问题反而不引起重视。基于这一认识，就把多学西医作为主要的解决途径。这一做法在实施过程中会遇到困难，因为学生的学习时间和精力总是有限的，在有限的学习时间内，要同时学好中医和西医，又要精通外语和计算机等知识，这是勉为其难的。多学西医必然会更加减少中医学的学习时间，这种以牺牲中医学的水平作为代价，是否符合中医院校的办学方针呢？明眼人都不得不承认，目前有不少中医院校毕业生的中医水平处于明显的滑坡状态，许多毕业生并没有真正掌握辨证论治的方法，有的甚至连基本的中医理论都不熟悉。有人评价这些毕业生的水平为：中医方面只相当于过去的中医中专，而西医方面也只能相当于西医中专。这种看法是否确切还可商榷，但这一问题的提出并不是空穴来风，值得引起有关院校和主管部门的重视。

二是忽视对原著的学习。中医经典原著包括了中医学的精髓，学习原著课程是掌握中医基本理论和培养辨证论治能力的主要途径，所以可以说，中医经典原著至少到目前为止，仍然是中医学术的根，所有名老中医的成材之路都无一例外的要苦读原著。这是中医学习内容与形式方面与西医的一个很大的区别点。但目前中医院校中医专业的原著课程一压再压，甚至某些领导也认为中医原著课程应淡化。我认为这一做法有一定的片面性，如果付诸实施，其危险的后果可能在短时期内看不出来，但势必会影响到一个时代的中医人才学术水平。我提出这一看法的理由很多，其中最重要的是目前中医经典原著的内容如脱离原文，不仅难讲，也很难掌握，即使现代出版了许多"译本"、"白话文本"，但真正能完全替代原著的著作还很少。同时，这些原著的内容又很难放到其他课程里。作为中医高等院校的中医专业学生，其辨证论治理论能力的训练目前主要还依靠原著课程的学习，不认真学一些原著，很难想象如何去掌握中医的辨证论治方法。按现代的培养模式，将来的中医院校毕业生只会按讲义上所说的分型治疗方法在临床上去按图索骥，中医辨证论治活的灵魂将会失去，这样如何谈得上提高中医学术水平呢？当然，对原著的学习如何提高教学效果，这是需要通过教学改革不断进行探索的问题。

在强调素质教育的今天，不妨对中医工作者的素质要求进行一些研究，我想其中最主要的恐怕还是要掌握中医基本理论和熟练运用辨证论治方法，从而具有较高的临床或理论水平，以及围绕这一要求所应具备的思辨能力、文史哲知识、现代科学和现代医学知识、一定的外语和计算机能力等。其中的主次地位是很清楚的，千万不能把关系弄颠倒了。许多青年中医工作者对从事中医工作缺乏信心，甚至想改行，其一个重要的原因就是未能很好地掌握中医诊治疾病的本领，在实践中疗效不佳，中医业务开展困难，却不注意从自身中医业务水平上找原因，而认为是中医不能解决问题。所以培养的新一代中医，如果不能紧紧抓住中医业务素质，即使具备了一些西医知识，学了外语、计算机等，但中医业务能力不高，这种中医教育就不是成功的，对中医事业来说将是致命的。

认识和发挥中医学的优势

在评价中医学时，不宜简单笼统地认为中医学就是比西医学落后。中医学与西医学是两个不同的学术体系，其产生的历史背景和现状有很大的不同，对疾病的处理效果各有所长，因而二者缺乏一个明确的可比性。当然，从诊断、治疗的手段上看，西医学有许多先进的东西，特别是西医学由于与现代科技结合，所以发展速度很快，这些都是值得中医学借鉴和学习的。但也不能说中医学的东西都是落后的。以温病学为例，对血分证出现出血见症的治疗，叶天士早就提出了"凉血散血"的治疗理论和大法，而西医对类似病证治疗到 20 世纪 60 年代才开始认识到应使用抗凝药物，并产生了相应的理论。还有大量的临床诊治方法及其相应的理论，中医学也不都是落后的。如中医学都是落后的，那还有什么必要去学习、继承呢？同时，如中医工作者有了这一认识，就不可能去认真研究中医的理论和经验，这样，中医学中原来相对先进的东西也会变得落后，其结果才会真正导致中医学的全面落后。

实际上，作为有数千年历史的传统医学，其中对人体生命、疾病发生的认识以及诊治疾病的方法等，有许多是现代医学尚未能解决或未认识到的，这就是其先进之处，是值得继承和发扬的。特别是中医学，其中的宝藏之丰富是众所公认的，如采取轻视的甚至全面否认的态度，不仅不是实事求是的，而且也是相当有害的。况且西医学对人体和生命的奥秘、对疾病的认识及其处理等方面也是在不断的发展完善之中，并不是什么问题都解决了。

在发扬中医优势方面，应重视充分运用中医的综合治疗手段。中医的诊治方法是丰富多彩的，除了内服药物有丸、散、膏、丹等许多剂型外，还有各种穴位经络治疗方法（如针灸、推拿、穴位注射、发泡、刮痧、穴位理疗、熏、洗、敷、蒸）等。事实证明，尽管其中有些治法的机理目前尚不能很好地阐明，但其效果是很好的。对中医学内许多理论，目前有许多还不能得到很满意的解释，但不能认为西医在目前能解释的就是科学的，反之就是不科学的。我们也要看到，目前中医界对综合治疗手段的运用尚不够重视，治疗手段越来越单调和局限了，特别在中医医疗单位门诊上，中医医师只开处方，针灸医师只针灸，这显然对于发挥中医的优势和提高疗效是不利的。我们是否应该在培养中医和中医治疗实践中强调一下综合治疗方法的运用呢？

同时，要发挥中医优势，就必须重视中医学的特点，作为中医临床、教学、科研和管理工作者，都不能把西医药学的一套东西原封不动地用于中医药学。如目前对中医自制和使用丸、散、膏、丹等简单的传统剂型限制过死，小的中医医疗单位和个体中医师根本不允许自制简单的丸、散、膏、丹，认为不符合药品管理法。甚至许多国家、部、省级的中医药研究课题，在进行临床验证时，自制的简单中医制剂也还要经过药政部门的严格审批才能使用，使得许多课题研究无法进行下去。有人提出质疑，照此推理，是否中医师所开的每张处方都要送到药政部门去审查一下？或在每剂中药的煎煮时都要有药政部门去人监督？因为这也属于药品的制剂制作。既然自制汤剂不需要审查，为什么制成了丸、散、膏、丹就要严格审查呢？类似这种不顾中医药学特点所作的一些规定，对于中医学和中医事业的发展恐怕是没有好处的。

中医学的优势表现在很多方面，中医工作者要进一步重视发扬这种优势，从而做到自信、自强，既不要妄自尊大，但也不能妄自菲薄，应该认识到中医学是大有可为的。

大力发扬创新精神

中医学的传统内容固然是其主要的"根"，但要使中医之树茂盛，还必须有充分的营养。而营养的种类是多方面的，其中最主要的营养应该是丰富的临床实践，同时也包括了数千年内积累起来的传统文献中所记载的理论和诊治方法，此外，还应充分吸取现代科学知识和技术，特别要重视结合现代医学的发展成果，如我国医学事业中出现的中西医结合就是其中一个重要的代表。在目前强调发扬创新精神的要求下，如何处理好继承和创新的关系这一老问题又提了出来。中医学要发展，肯定离不开创新。中医学的产生和发展也是一个不断创新的过程，这是没有疑义的，在中医队伍中，寻求创新的也是一个主流，问题是在于当前中医学的发展方面怎样贯彻创新的精神。中医学的创新途径是很多的，有理论方面的创新，有诊治思维的创新，有具体治疗方法的创新，也有方药运用方面的创新等，并没有一个固定的模式。中医药学的领域相当广大，其发展的模式也是多样化的。中医学的发展还有必要重视对历代文献的整理和研究，还应对中医学的理论进行系统的整理，更要对极其丰富的古今中医诊疗经验进行整理分析。因而，不能说哪些方面的创新，或哪种形式的创新是唯一的途径。当然，提到中医学的发展和创新不能不论及中西医结合的问题。应该说，中西医结合对于中医学的发展和创新是有促进作用的，我们应继续提倡中医学习西医知识，也提倡有条件的西医学习中医。学习西医的目的为了更好地研究和发展中医，当然也可以在一些方面弥补中医诊治手段的不足。然而，不能认为中医的发展和创新只有中西医结合一种形式，更不能简单地用西医来代替中医，甚至把中医的西医化作为一个方向。任何一个中医工作者应该把研究和发展中医学作为己任，至于少数中医人员的完全西医化，这是一个客观存在的事实，作为一种个人行为，也是允许的，但这并不值得提倡，更不能作中医发展的方向。

至于中西医结合从何处入手，这并没有固定的模式，应充分贯彻"百花齐放"、"百家争鸣"的方针，从多方位、多层次、多角度进行尝试。其中应注意的是尽量要从中医的优势和长处着手，选取突破口。但也不能认为西医已解决的问题，中医就不要搞了。因为中医毕竟不能仅仅停留于对西医的拾漏补缺，中医学的自我定位也不能只定在辅助和从属地位上。中医药有许多等待开发的领域和课题，每个人可结合自己的工作岗位，针对临床、教学、科研的需要选择突破口。

综上所述，中医的发展与其"根"是否扎得深是密切相关的，我们所要做的，是如何使这个根扎得更深一些，千万不能做一些挖根的事。特别是对目前存在的否认中医理论，忽视学习中医学原著，有意无意地搞中医的西医化等倾向的危险性，应有清醒的认识。

肺肾咳喘方

组成：麻黄 4g，杏仁 9g，甘草 2g，法半夏 9g，陈皮 6g，茯苓 10g，当归 9g，熟地 12g。

功用：宣肺化痰，止咳平喘，补益肺肾。

主治：咳逆气喘，肺肾两虚，虚实夹杂的慢性支气管炎、肺气肿。

加减运用：如兼有发热，可加鱼腥草 20g，银花藤 18g；如兼有喉中痰鸣似水鸡声者，可加射干 9g；如痰稀而粘者，可加干姜 2g，五味子 2g，细辛 2g。

按：慢性支气管炎、肺气肿等病属中医学咳喘病范围，本症的发生多由肺肾不足而痰湿内盛，并每为感受新邪而诱发，所以往往呈表里兼病、虚实夹杂之证。古人有平时治肾，发时治肺之说。对本病证的治疗，投用一般的止咳化痰平喘之剂，虽可取得一时之效，但效果总难令人满意。本方乃从张景岳金水六君煎化裁而来，方中用麻黄、杏仁宣肺化痰，且麻黄又有开肺疏表定喘之功；又用半夏、陈皮理气化痰，使气顺而痰降；所用茯苓可健脾化湿，以痰由脾虚而生，又为湿之化，所以用之既可健脾以杜生痰之源，又可祛湿以化痰，与半夏、陈皮相伍，即是二陈汤；方中配伍当归以和血，熟地以补肾纳气而平喘。该证患者，舌苔多表现为厚腻或水滑，故甚少投用当归、熟地等滋腻之品，本方之妙就在于用归、地以治咳喘发生之本，且方中已配伍了理气化痰的二陈汤，所以无滋腻阻滞气机之弊，而二陈汤得归、地也可减少温燥伤津之弊。本方在临床上治疗屡治无效的慢性咳喘病，往往能取得较好的效果，并无滋腻恋邪之虞，特别是在入冬之时病将发前坚持服用，每可使病情大为减轻。

金水六君加五味煎

组成：法半夏 9g，陈皮 6g，茯苓 10g，炙甘草 3g，当归 9g，熟地 10g，五味子 3g。

功用：补益肺肾，化痰止咳平喘。

主治：肺肾两虚，痰湿内盛，致久咳喘逆，咯痰量多质稀，或痰带咸味者。

加减运用：如感受新邪而咳甚者，加炙麻黄 3g；咳痰清稀而多，苔白而厚者，加干姜 2g；咯痰粘而欠爽利者，加川贝 5g。

用法或制法：水煎服，每日一剂。

按：本方中的金水六君煎出自《景岳全书·新方八阵》。曾有一患者王某，男，62 岁，咳嗽咯痰色白而质稀，量多，胸闷气急，口不渴，病延五六年久治不愈，投用上方半月后，咳势已平，痰涎亦甚少，后用此方加减调治二月，随访五年未再发作。但新感咳嗽、痰少、喉痒者，或久咳气喘而有痰热内蕴者，不宜投用本方。如在咳喘发作时，该方中可加入炙麻黄、杏仁等，以止咳平喘。

生　发　煎

组成：桃仁 10g，红花 8g，赤芍 9g，川芎 9g，当归须 10g，生姜 2 片，红枣 7 枚，老葱 5 根。

功用：活血化瘀，促进头发生长。

主治：络窍瘀阻，营养失供的脂溢性皮炎脱发、斑秃等。

加减运用：如兼有阴虚血少者，可加生熟地各 15g；如体质肝肾阴虚者，可加枸杞子 10g，潼蒺藜、白蒺藜各 15g，黑芝麻 20g。

按：脱发一症，临床上较为常见，其发生原因甚多，证候表现有虚有实，也有虚实并见者。一般医生拘于"发为血之余"之说，认为脱发是阴血不足所致，所以治疗每用滋补阴血之法，其中获效者固然有，但多数疗效并不满意。殊不知临床上因阴血亏乏而致本病者较少，多数是因为皮肤血络瘀阻不通，致使发根失却血液的滋养。对于这类脱发病证，徒用滋养阴血法，不能望其生效。所以用赤芍、川芎、桃仁、红花、归须等活血除瘀之品，再配合姜、枣调和营卫，老葱通阳入络，全方配合，络通瘀去，头发自能生长，这是祛瘀生新之意。如方中能加入麝香以开通诸窍，则活血通络之力更强，收效更著。本方源自王清任通窍活血方，在临床上用来治疗脱发，每获良效。

润肠通便方

组成：生地 15g，玄参 12g，麦冬 10g，柴胡 6g，桃仁 10g，杏仁 10g，枳壳 12g。

功用：滋养阴液，润肠通便。

主治：津亏液少，肠中干燥的习惯性便秘。

加减运用：如血虚较明显，可加当归；阴虚者可加生首乌。

按：便秘一症，有因热结者，有因气滞者，有因血虚者，有因气虚者，有因阴亏者，其治法各异。本方所适用的便秘是因津亏液少所致，不可妄用苦寒攻下之剂以取快一时，所以用滋养阴液之法。吴鞠通创增液汤治阴亏便秘，即是取"以补药之体，作泻药之用"之意。俾肠燥得以濡润，不通便而能使大便得通。但增液汤毕竟不能直接通便，而滋腻之品又易呆滞，滞则不行，因而用滋养阴液之剂有时不能取得通便之效，况滋腻之剂也不宜久服。而本方中在滋养阴液的同时，配合了枳壳、柴胡等以疏通气机，有鼓风扬帆之效，更助以桃仁、杏仁以润肠液，临床上效果较好。本方还可加上紫菀以利肺气，因肺与大肠为表里，肺气开则大便亦易解。本方以滋为主，通为辅，难求速效，久服之后，自可生效。

抗衰延年膏

组成：制何首乌15g，白茯苓12g，枸杞子12g，怀山药15g，怀牛膝10g，熟地2g，当归10g，川断10g，巴戟天10g，楮实子12g，石菖蒲2g。

功用：调补气血，补益肝肾，涩精固气，养心和脾。久服可以强身延年，抗衰防老。

主治：各种气血不足，羸弱少气，早衰发白，遗精崩带，腰酸脚软，头昏目眩，失眠心悸。

按：本方源于七宝美髯丹、还少丹，经临床多年使用，效果较好，甚受广大老弱病残者的欢迎。本方作用的特点是补益肝肾，益气宁神，能平补阴阳，养阴而不滋腻，温阳而不燥烈，且心肾同治，使水火相交，故有强身防老之功。方中所用何首乌能补肝益肾，涩精固气，对于肝肾阴亏，发须早白，头晕腰酸者甚有良效。该药与滋养阴血的熟地、滋补肝肾的枸杞子、养血和血的当归等配合，有较好的滋阴养血之功。由于本方有较好的滋养肝肾作用，所以对肝肾阴虚所致的遗精、崩带亦甚适用。因本方中配合了川断、怀牛膝、巴戟天等益肝肾而能强筋骨的药物，所以可治疗腰酸脚软等症，其中巴戟天还能温补肾阳，所以能鼓舞先天元阳之气，与补肾阴药同用，不仅可以平补阴阳，而且可以促进补阴药发挥作用。方中所用的楮实子亦有滋补肝肾之功，且重清肝明目，对于老年人视力减退、两目昏花有一定的作用。方中的茯苓既可补中益气，以兼顾后天脾胃，又可宁心安神；再加上石菖蒲开心益心智，聪耳目，与补肾之品配合，可交通心肾，对于失眠、心悸及老年人记忆力衰退，思维迟钝等甚为对证。

头痛舒煎

组成：炙全蝎 4g，生石膏 20g，细辛 4g，石决明 15g（先煎），白僵蚕 10g，白附子 6g，红花 6g，天麻 8g。

功用：清热化痰，平肝熄风，活络止痛。

主治：属于实证的偏头痛、血管神经性头痛。

加减运用：如呕逆甚，可加黄连 2g，半夏 9g；如风阳妄动者可加用夏枯草 9g；如兼眩晕者，可加白蒺藜 15g，珍珠母 30g（先煎）；如前额痛甚者，加白芷 6g；后头痛甚者，加羌活 5g；眉棱骨痛甚者，加藁本 6~9g。

按：血管神经性头痛在临床上较为常见，多遇劳累过度或情绪激动而诱发。发作时，一侧或两侧头部剧烈的搏动性跳痛、胀痛，或刺痛，或如鸡啄，每伴有恶心、呕吐、失眠、烦躁等症状。其头痛往往有间歇性反复发作，每与痰热内阻、风阳上逆、血络不和有关。本方用石膏配合白附子清化痰热；石决明配合天麻平肝熄风以潜阳；全蝎配合白僵蚕以搜风镇痉；更用红花活血通络，细辛走窜以止痛。因而虽然临床上实证头痛的原因甚多，而本方所适应的病证范围较广，对于因痰热、因瘀血、因风阳等引起的头痛，经适当配伍其他药物后都较为合用。

辛芎二黄汤

组成：细辛 4g，川芎 8g，生蒲黄 15g，姜黄 6g。

功用：温经散寒，活血止痛。

主治：胸痹，心胃气痛，痰瘀所致的冠心病心绞痛。

加减运用：如胸阳痹阻，寒痰壅盛者，可加全瓜蒌 15g，薤白头 10g，桂枝 5g；如痰浊盛者，可加半夏 9g；如痰浊盛者则可配合苏合香丸 1 粒化服。

按：冠心病心绞痛是临床的常见病证，多由胸阳不振、气血瘀滞而致，证候特点为心前区阵发性疼痛，如《灵枢·厥病》中所说："痛如以锥针刺其心。"治疗以温经散寒、活血止痛等为大法。所以本方中用细辛、川芎疏风散寒，走窜和络；用蒲黄、姜黄行气滞，活血脉。全方对对心络痹阻所引起的病证有较好的止痛作用。

清咽解毒片

组成：银花 200g，黄芩 150g，冰片 20g，硼砂 150g，芒硝 150g，大黄 100g，薄荷 100g，白僵蚕 150g，甘草 100g。

功用：清热解毒，化腐清咽，消肿止痛。

主治：口腔各种急慢性疮肿疼痛，如上呼吸道感染、急性扁桃体炎、咽喉炎、口腔溃疡、牙龈炎、牙周炎等。

按：本方以《局方》凉膈散、《外科正宗》冰硼散、《证治准绳》玉钥匙、银黄片（上海中药制药一厂）等方为基础组合而成，用以治疗上、中焦邪郁生热，毒火蕴结之证。因火性炎上，所以表现为口、鼻、咽喉、唇等处的火热疾患。对这类病证的治疗，主以清热解毒、清咽利喉、消肿止痛。方中用银花、黄芩、甘草清热解毒；薄荷辛凉而散风热；硼砂清肺而化痰；冰片能清热止痛；白僵蚕擅长解毒散结。以上数药合用可以加强清热解毒之力。再用硝、黄，旨不在攻下，而是取病在上，取之下之意，通过泻火下行而祛上炎之火。因而本方的配伍清上与泻下同行，直折火势与疏散并用，临床应用多年，取效较为快捷。

截疟吐方

组成：甜茶 10g，乌梅 9g，槟榔 6g，僵蚕 10g，甘草 3g。于疟疾发作前 4 小时煎服，服后即吐出痰涎。如不吐，可用手指或鹅翎探喉中以取吐。

功用：截疟。

主治：各种时疟、间日疟、温疟。

按：本方系家传方，所用药物均为截疟之品，服药后吐有痰涎者，其效较佳。

增液复津方

组成：生地 10g，玄参 10g，麦冬 8g，砂仁 3g（后下）。水煎服，每日一剂。

功用：养阴增液。

主治：温病或杂病中因胃阴大伤而见舌光少津，口干燥而渴者。

加减运用：胃阴耗伤较甚而舌光红无苔，口渴欲饮者，酌加沙参、玉竹、石斛等；若胃阴不足而不思进食者，可加炒扁豆 10g，怀山药 10g。

按：本方系从《温病条辨》增液汤加砂仁而来。在大剂养阴方中加入少量健胃理气的砂仁，目的在于疏通气机，增强脾运，以助津液的运化转输。本类阴伤病证往往在一味投用养阴之品后，难以见效，故在其中配合砂仁，每可获效。本方为增液汤加入调理气机的砂仁，乃取"无阳则阴无以化"之意，对于胃阴大伤而投用滋阴后，舌上津仍不回者较为适用，但砂仁用量宜轻，以防过于辛温香燥而伤阴。孟教授和编者曾用本方治疗过数例干燥综合征患者，取得良好的疗效，值得进一步研究。

宣痹加贝汤

组成：枇杷叶（包）9g，郁金 8g，豆豉 6g，射干 5g，通草 3g，川贝 4g。水煎服，每日一剂。

功用：宣肺理气祛邪。

主治：风邪内伏，致咳嗽不畅，咳甚则气急面红，咳势阵作而类顿咳，痰少胸痞者。

加减运用：若痰多色白而黏，加法半夏 9g，陈皮 6g；胸闷气急较著，加苏子 8g。

按：本方来自《温病条辨·卷一》宣痹汤。原方虽为治上焦气机痹阻而设，但对感受风邪而致的咳嗽阵作之证有良好的疗效。本证的发生与肺气痹阻有密切关系，所以治当宣通上焦气机，而对该证的治疗不可滥用凉遏之品，药物剂量一般亦宜较轻。

感冒咳嗽方

组成：炙麻黄 3g，杏仁 10g，甘草 4g，前胡 8g，苏叶 7g，桔梗 5g，大贝 10g，川贝 3g，枳壳 5g，橘红 4g。

功用：疏风解表，止咳化痰。

主治：风寒咳嗽或风热咳嗽均可使用，或伴有恶寒、发热表证者。

　　加减运用：若风寒偏重者，可加桂枝 3g，胸闷痰多者加半夏、川朴等；若风热偏盛者加牛子、蝉衣；咽痛偏重者可加白僵蚕等。

　　按：此方实为三拗汤或杏苏二陈汤加减而成，风邪袭入太阴，肺气失宣，因而作咳，此时宜宣解风邪，切不可早用凉遏之品。因之宜麻黄宣肺，杏仁、贝母止咳化痰，再佐以苏叶、陈皮等，以加强宣肺化痰之力。

年谱

1921 年 7 月 13 日　出生于江苏省高邮县甸垛乡松林村。

1928 年 9 月　入高邮县夏家厦初级小学读书。

1932 年 8 月　夏家厦初级小学毕业。

1932 年 9 月　入高邮夏家厦私塾读书。

1935 年 7 月　夏家厦私塾毕业。

1935 年 9 月　入高邮县达义高级小学读书

1936 年 8 月　达义高级小学肄业。

1936 年 9 月　入高邮县三垛高级小学读书。

1937 年 8 月　三垛高级小学毕业。

1937 年 11 月　在江都县樊川镇王少江医寓学医，并补习初中。

1940 年 12 月　学医结束，回高邮县夏家厦行医。

1944 年 7 月　转扬中县公学教学，兼行医。

1945 年 7 月　返高邮夏家厦行医。

1948 年 2 月　在江都县朱家套行医。

1949 年 12 月　　在夏家厦行医。

1952 年 12 月　　组织高邮县汉留联合诊所，并任区卫生协会副主任。

1955 年 7 月　　考入南京江苏省中医学校进修。

1956 年 7 月　　进修结业，被评为优等生，留校任教，任教研组组长。

1959 年 7 月　　江苏省中医学校改建为南京中医学院，任温病学教研组主任等职。

1965 年 8 月　　评为南京中医学院讲师。

1970 年 5 月　　南京中医学院与南京医学院合并成立江苏新医学院，继续在该院任诊断教研室主任等职。

1972 年 10 月　　被评为南京中医学院先进工作者。

1978 年 2 月　　南京中医学院恢复建制，继续任温病学教研室主任。

1978 年 10 月　　评为副教授。

1980 年 12 月　　参加中国共产党，预备期一年，于 1981 在 12 月转正。

1982 年 2 月　　被聘为国务院学位委员会中医学科评议组及专家组成员。

1982 年 9 月　　当选为中华全国中医学会江苏省分会第四届理事会理事。

1982 年 10 月　　被国家卫生部聘为全国高等医学院校中医专业教材编审委员会副主任委员。

1983 年 5 月　　评为教授。

1983 年 10 月　　被评为南京中医学院先进共产党员。

1984 年 1 月　　兼任南京中医学院图书馆馆长。

1984 年 1 月　　被聘为博士生导师。

1985 年 4 月　被选为南京市鼓楼区人民代表。

1985 年 5 月　被江苏省卫生厅聘为江苏省卫生厅科技委员会委员。

1985 年 9 月　江苏省卫生厅颁发从事中医药工作 30 周年荣誉证书。

1986 年 3 月　被江苏省高等学校教师职务任职资格评审委员会聘为中医学科组评委。

1986 年 12 月　被聘为《江苏中医》杂志编辑委员会第四届委员会常委。

1987 年 1 月　被聘为《中医杂志》编辑部特约编审。

1987 年 2 月　被江苏省卫生厅聘为江苏省卫生技术高级职务评审委员会中医（内儿妇）专业评议组成员。

1987 年 6 月　当选为南京市鼓楼区人民代表。

1987 年 8 月　应泰中医疗服务中心邀请，在泰国进行 3 个月的医疗讲学活动。

1987 年 11 月　被江苏省教育委员会授予江苏省优秀研究生导师称号。

1987 年 12 月　被中国中医研究院研究生部聘为客籍教授。

1988 年 7 月　被聘为光明中医函授大学顾问。

1988 年 10 月　中国中西医结合研究会颁发 30 年来为培养中西医结合人才作出贡献证书。

1989 年 9 月　主编的《温病学》被评为南京中医学院1989 年度优秀教材。

1991 年 10 月　享受国务院政府特殊津贴。

1992 年 3 月　退休。

1993 年 9 月　温病学教研室建设成果获江苏省教育委

员会优秀教育成果二等奖。

　　1994 年 10 月　被江苏省卫生厅、江苏省中医管理局授予"江苏省名中医"称号。

　　1995 年 10 月　被聘为江苏省老年大学养生康复班教授。